\ 外国人患者さん ウエルカム！ /

ネイティブ語学講師の音声付き！

# な医療者になるための
# 外来診療英会話テキスト

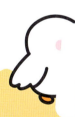

著 佐藤優子
協力 めどはぶ
(Medical English Hub)

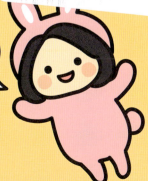

医師・看護師・メディカルスタッフや学生に役立つ入門書です！
〜受付から次回の予約まで〜

MCメディカ出版

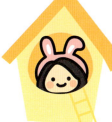

# はじめに

「受付に外国人の患者さんが来ています」
「外国人の患者さんから『受診できるか』という問い合わせが来ています」
　日常診療の中で、このような場面が増えてきています。

　「はい、どうぞ」と言える医療スタッフの方は本当に素晴らしいと思います。ある程度、英語対応に自信がある方なのだと思います。
　実際は、「英語が苦手でうまく話せないです…」「英語対応はできません」「（英語ができる）他のスタッフにお願いして」という方が多いのではないでしょうか。
　英語を話すのは緊張するし自信がない、忙しい中で対応の時間をとられる、説明がうまく伝わったかどうかわからない…。
　そのような方々の"診療英会話の最初の一歩"の後押しができるような本があれば…と執筆を思い立ちました。

　本書は以下のような方々にお勧めの一冊です。
☑英語はもともと苦手…
☑何を話していいかわからない、最初の一言が出てこない。緊張してしまう
☑通訳や翻訳ソフトを利用しているけれど、きちんと伝わっているかどうかが不安
☑診療英会話を学びたいと思っているが、忙しくてなかなか時間がとれない。何から始めたらいいのかわからない
☑今まで診療英会話の本を買ったことがあるけれど、うまく使いこなせなかった…
☑英単語をつなげて話しているが、もう少しスムーズに話せるようになりたい
☑診療英会話のスキルを深めたい。患者さんのニーズも知りたい

☑️英語が理由で対応できなかった患者さんを、今後は受け入れられるような体制づくりをしたい

## 本書の特徴

⭐本書は、診療英会話の入門書です。読者の方々が、留学経験や海外診療経験がなくても、英語が苦手であっても、ご自身の施設（国内の医療機関）で英語診療ができるようサポートします。

⭐英語診療の経験がない方でも、「英語であいさつをして、翻訳ツールを使用しながら診療をする」ことができるようになります。

⭐あいづちやねぎらいの言葉を通じて、よりスムーズに英語診療が行えるようになります。

⭐本書は「外来診療に携わる医師」を主な対象としていますが、わかりやすい入門書であるため、医学生や医療系の学生、看護師の方々、メディカルスタッフの方々などすべての医療従事者に活用していただけると思います。

⭐英語学習レベルに合わせた診療のアドバイスや英語学習法についてご提案しています。

　本書で学習するだけで、"英語がペラペラ"にはならないかもしれませんが、診療英会話を学ぶための最初の一歩として利用し、英語学習を深めるきっかけになればと願っています。

🐥「英語診療なんて無理、できない」から、「なんとかできるかも…」に気持ちを変えていくお手伝いになればうれしいです。

## 本書の使い方

●診療英会話の学習をこれから始める方は、 第1章 まで読み進めてください。

●ご自身の英語の習熟度を 第1章-2〈p22-23〉で確認し、該当するページを参照ください。

🐥最初からすべてのページを読もうとするのはハードルが高いので、まずは診療英会話に慣れることから始めましょう。

●QRコードから、ネイティブ英会話講師による音声を聞くことができます。ぜひご活用ください。

## 本書の取り扱い説明

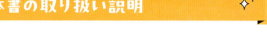

- 診療英会話の入門書として「英語が苦手な医療スタッフの方々が、日本国内の機関で英語診療ができるようサポートする」ことを目的としています。
- 本書は主にアメリカ英語で表記しています。ネイティブの英会話講師や、海外で診療されている日本人医師の協力のもと作成しています。
- 日本語でも地域によって表現が異なるように、英語も国や地域によって、表現や解釈が異なる場合があります。本書の内容は、あくまで一例として参照ください。
- 実際の診療で活かせるように、わかりやすく意訳している部分があります。
- 発音記号については、『Oxford Advanced Learner's Dictionary』の米語表記を参考にしています。
- 診療に関係する内容は膨大なため、すべての職種や診療科の情報を1冊の本にまとめるのは、日本語であっても困難です。そのため本書では、外来での英語診療に関する基礎的な内容を中心に掲載しています。
- 入門書として平易な内容となっていますので、学習を進めると物足りない部分が増えてくると思います。その際は本書を卒業し、医療フレーズ集やオンライン英語、動画やSNSなどをどんどん活用してください。本書は診療英会話学習の入り口として利用していただけたらと思います。

### 音声の取り扱い説明

- ☑ 英文中の / は言い換え可能です。
- ☑ 下線は他の言葉に入れ替えOKです。
- ☑ 英文中の（　）内は省略可です。
- ☑ ＊は同じような表現の文章です。
- ☑ QRコードから英語音声を確認できます。言い換え（/）などがある場合は、代表的なフレーズを音声として採用しています。
  例）Please have/take a seat. の場合は、Please have a seat. という音声になります。
- ☑ 対訳は意訳している部分もあります。

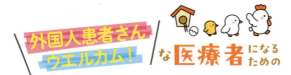

# Contents

はじめに ……………………………………………………………… 3
    本書の取り扱い説明 ………………………………………… 5
    音声の取り扱い説明 ………………………………………… 5

## 第1章 　診療英会話学習のアドバイス

**1　診療英会話が難しいと感じる理由** …………………… 16
  Why：なぜ診療英会話を難しいと感じる？ ………………… 16
  What：そもそも診療英会話ってなに？ …………………… 16
  How：診療英会話はどのように学べばいいの？
  学ぶとどうなるの？ ……………………………………… 17
    どのように学ぶ？ ………………………………………… 17
    学ぶとどうなる？ ………………………………………… 18
  Who：診療英会話はどのような人が対象なの？ …………… 18
  Where：英語の習熟度の現在地を確認する
  （英語学習のレベルチェック） …………………………… 19
  When：いつから始めたらいいの？ ………………………… 19

**2　どのように勉強すればいいの？**
**～英語の習熟度（学習レベル）に合わせた**
**学習アドバイス～** ……………………………………… 21
  レベル説明 …………………………………………………… 21

レベルごとのアドバイスと学習ポイント　‥‥‥‥‥‥‥‥　24
　😌たまごさん (超ビギナーさん)　‥‥‥‥‥‥‥‥　24
　🐤ひよこさん (ビギナーさん)　‥‥‥‥‥‥‥‥‥‥　26
　🐦わかどりさん (中級さん)　‥‥‥‥‥‥‥‥‥‥　28
　🐔にわとりさん (上級さん)　‥‥‥‥‥‥‥‥‥‥　30

## 第2章　診療英会話：基本編

### 1 診療英会話の発音　‥‥‥‥‥‥‥‥‥‥‥‥‥‥‥　36
英語の発音を学ぶメリット　‥‥‥‥‥‥‥‥‥‥‥‥　36
英語の発音の学び方　‥‥‥‥‥‥‥‥‥‥‥‥‥‥‥　36
"カタカナ英語"　‥‥‥‥‥‥‥‥‥‥‥‥‥‥‥‥‥　37
　カタカナ英語はどのように伝わっているの?　‥‥‥　38

### 2 診療英会話の英文法　‥‥‥‥‥‥‥‥‥‥‥‥‥‥　39
英文法の学び方　‥‥‥‥‥‥‥‥‥‥‥‥‥‥‥‥‥　39
基本的な英文法　‥‥‥‥‥‥‥‥‥‥‥‥‥‥‥‥‥　40
　Do you-? Does he/she-?　‥‥‥‥‥‥‥‥‥‥‥　40
　What/When/How-?　‥‥‥‥‥‥‥‥‥‥‥‥‥‥　41
　Could you please-? Could you- please?/Can you-?‥‥　41
　May I-?/Can I- ?　‥‥‥‥‥‥‥‥‥‥‥‥‥‥‥　41
　Have you-? Has he/she-?　‥‥‥‥‥‥‥‥‥‥　42
　Please +動詞　‥‥‥‥‥‥‥‥‥‥‥‥‥‥‥‥‥　42
　I'd like to- (I would like to-). /I want to-　‥‥‥‥　43
　Let me-.　‥‥‥‥‥‥‥‥‥‥‥‥‥‥‥‥‥‥‥　43

### 3 診療英会話の英単語　‥‥‥‥‥‥‥‥‥‥‥‥‥‥　44
外来でよく使われる英単語　‥‥‥‥‥‥‥‥‥‥‥‥　44
　職種・その他　‥‥‥‥‥‥‥‥‥‥‥‥‥‥‥‥‥　44
　各診療科　‥‥‥‥‥‥‥‥‥‥‥‥‥‥‥‥‥‥‥　45
　設備　‥‥‥‥‥‥‥‥‥‥‥‥‥‥‥‥‥‥‥‥‥　45
　外来受診時に必要なもの　‥‥‥‥‥‥‥‥‥‥‥‥　45
　外国人患者さんの呼び方　‥‥‥‥‥‥‥‥‥‥‥‥　46
　場所を案内するときのフレーズ　‥‥‥‥‥‥‥‥‥　46
　病名　‥‥‥‥‥‥‥‥‥‥‥‥‥‥‥‥‥‥‥‥‥　46

| | |
|---|---|
| 症状 | 50 |
| 体のパーツ | 51 |
| 検査 | 52 |
| 治療・処置ほか | 52 |
| 処方 | 53 |
| 使用法 | 53 |
| アレルギー | 54 |
| 痛みの性状 | 55 |

## 第3章 診療英会話：実践編 ～英語診療フレーズ集～

**0 外来における英語診療の流れ** ……… 60

**1 診察前：受付対応** ……… 62
受付での対応 ……… 62
診察前にバイタルサインを測定するとき (バイタルチェック) …… 64
診察前に血液検査のオーダーがあるとき (診察前検査) ……… 64

**2 診察室：a. 最初のあいさつ** ……… 65
自己紹介、患者さんの名前を確認する ……… 65
再診時のあいさつ ……… 66
翻訳ツールを使いたいとき ……… 67

**3 診察室：b. 主訴を聞く** ……… 68
診察室で主訴を聞くとき ……… 68
診察前に問診票記載や病歴聴取がされているとき ……… 69

**4 診察室：c. 現病歴を確認する** ……… 70
主訴をより深めて聞きたいとき ……… 70
症状を具体的に確認する ……… 71
随伴症状：関連する症状がないかを確認する ……… 73
以前にも同じような症状があったかを確認する ……… 74
全身の症状を確認するときに便利なフレーズ ……… 74

## 5 診察室：d. 既往歴・手術歴・服薬歴などを確認する ………… 84

病歴を確認する ……………………… 84
入院歴・手術歴・輸血歴を確認する ……… 85
服薬歴を確認する ………………………… 85
アレルギー歴を確認する ………………… 86
予防接種歴を確認する …………………… 87

## 6 診察室：e. 家族歴を確認する …………… 88

家族歴を確認する ………………………… 88

## 7 診察室：f. 社会歴・生活歴を確認する ……… 89

家庭環境・家族構成を確認する ………… 89
職業を確認する …………………………… 90
日本滞在歴や渡航歴を確認する ………… 90
飲酒状況を確認する ……………………… 90
喫煙状況を確認する ……………………… 91
薬物 (違法・娯楽薬物) の使用状況を確認する … 91
個人的 / 宗教的な制限を確認する ……… 91
その他 (食生活や運動習慣、趣味など) … 92

## 8 診察室：g. システムレビューと病歴のまとめ … 93

簡潔にまとめて質問する ………………… 93
病歴のまとめ ……………………………… 94

## 9 診察室：h. 身体診察 …………………… 95

身体診察を始めるとき …………………… 95
喉や頸部を診察する ……………………… 95
胸部を診察する …………………………… 96
背部を診察する …………………………… 97
腹部・鼠径部を診察する ………………… 97
神経学的所見 ……………………………… 98
身体診察を終えるときのあいさつ ……… 98

## 10 診察室：i. 検査と結果、今後の方針の説明 ……100

検査の説明 ……………………………………………………………………… 100

結果の説明 ……………………………………………………………………… 103

## 11 診察室：j. 治療・処置 ……………………………………… 109

治療や処置時の声かけ ……………………………………………………… 109

治療や処置の説明 …………………………………………………………… 110

## 12 診察室：k. 処方の説明 ……………………………………… 112

処方で役立つフレーズ ……………………………………………………… 112

用法・用量の説明 …………………………………………………………… 113

処方の提案や薬剤変更についての説明 ………………………………… 115

薬剤ごとの使用法の説明 …………………………………………………… 115

副作用の説明 ………………………………………………………………… 117

## 13 診察室：l. 次回の予約・再診の説明 ……………… 119

次回の予約や再診の目安について説明する …………………………… 119

## 14 診察室：m. 終わりのあいさつ ……………………… 122

質問や気になることがないかを確認する ……………………………… 122

診療が終わったことを伝える ……………………………………………… 123

終わりのあいさつ …………………………………………………………… 123

## 15 検査室や処置室での声かけ ……………………………… 124

各種検査時の声かけ ………………………………………………………… 124

採血（血液検査）……………………………………………………………… 126

鼻腔・咽頭検査（インフルエンザ検査など）………………………… 126

尿検査 …………………………………………………………………………… 127

レントゲン検査（X線検査）……………………………………………… 127

超音波検査（エコー）……………………………………………………… 128

CT・MRI検査 ……………………………………………………………… 128

聴力検査 ……………………………………………………………………… 129

視力検査 ……………………………………………………………………… 129

## 16 診察後：受付対応・会計 ………………………………… 130

受付での声かけ ……………………………………………………………… 130

会計時の声かけ ……………………………………………………………… 131

処方箋をお渡しするときの声かけ …………………………… 131
質問や気になることがないかを確認する ………………… 132
終わりのあいさつ…………………………………………… 132

## 第4章 困ったときのお助けフレーズ

### 1 会話やコミュニケーションを円滑にする 英語フレーズ集……………………………………………138
あいづち ………………………………………………………138
患者さんのつらい状況に寄り添う …………………………139
喜びを分かち合う ……………………………………………139

### 2 相手の英話が聞き取れないときの 英語フレーズ集 ……………………………………………140

### 3 診療で翻訳ツールを利用するときに便利な 英語フレーズ集 ……………………………………………142

### 4 さまざまな診療場面で役立つ英語フレーズ集 ……143
考える時間を取りたいとき …………………………………143
より詳しい情報を聞きたいとき ……………………………143
電話での英語対応が難しいとき ……………………………144
席を離れるとき・お待たせしたとき ………………………144
個室や別室・隔離室で診察するとき ………………………145
患者さんに説明が伝わっているか確認したいとき ………146
説明の意図と患者さんの理解が異なるとき ………………146
患者さんに聞きづらい内容を質問するとき ………………147
患者さんの要求に対応できないことを伝えるとき ………147
動作を伝えるのが難しいとき ………………………………147
症状が良くなっていることを伝えて励ましたいとき ……148
良くない結果を伝えるとき …………………………………148
患者さんの不安に寄り添いたいとき ………………………149
子ども（患児）の処置に不安を感じるご家族への対応 …………149

検査や治療の資料を読んでもらいたいとき ……………… 150
予約日の調整など、日時や数字を伝えたいとき ……………… 151

## 第5章 診療英会話のお役立ち箱 ～よくあるお悩み～

**1 外国人患者さんが日本の医療機関を受診すると、どのように感じるのでしょうか？** ……………… 156

必要な声かけをしてほしい ……………… 156

わかりやすい言葉で伝えてほしい ……………… 157

英語の説明文がほしい ……………… 157

打ち解けた会話もしてほしい ……………… 158

人種や体形などへの配慮をしてほしい ……………… 158

**2 医療者は英語診療をするとき、どのように感じているのでしょうか？** ……………… 160

患者さんに英語が伝わらない… ……………… 160

翻訳ツールを使って診療しています。話せるフレーズは少しずつ
増えてきたけれど、患者さんの英語はなかなか聞き取れない… 163

翻訳ツールを利用しているけれど、正確に翻訳されていない
ことがある… ……………… 164

失礼な英語で伝えていないか不安…。ずっと丁寧語で話して
いればいいの？ ……………… 165

医療英語の本をいろいろ購入したけれど、自分の診療科に関する
項目が少なく、実践的ではない… ……………… 165

英語診療をしてみたいけれど、外国人患者さんと接する
機会が少ない… ……………… 166

## 第6章 英語診療に役立つ ロールプレイ集

**0** 外来英語診療のロールプレイ ·················· 172

**1** ロールプレイ①：電話対応 ················· 173
　　英語診療のポイント ···················· 173

**2** ロールプレイ②：初診対応 ················ 176
　　英語診療のポイント ···················· 176

**3** ロールプレイ③：他科へのコンサルトが
　　必要な場合 ······················· 180
　　英語診療のポイント ···················· 180

**4** ロールプレイ④：定期フォロー（治療についての
　　不安に対応する） ···················· 184
　　英語診療のポイント ···················· 184

**5** ロールプレイ⑤：緊急時対応 ··············· 188
　　英語診療のポイント ···················· 188


## コラム

めどはぶ講師から見た医療者の診療英会話（海渡寛記） ··············· 32
たまごからにわとりへ ·························· 56
英語診療や英会話学習に役立つアプリ（原田洸） ············ 133
英語診療では、こんな勘違いも！ ··················· 152
通訳を介した英語診療 ························· 168
赤ちゃんや小さいお子さんの診療のときに役立つ英会話 ··············· 192


**参考資料** ······························· 196
　診療英会話に役立つ資料 ······················ 196
　単位換算 ····························· 197
**プロフィール** ···························· 198
**あとがき** ······························ 200
**索引** ······························· 203
**リスニング音声の再生方法** ····················· 207


本文中のQRコードからリスニング音声ページにアクセスできます。

第1章

# 診療英会話学習の
# アドバイス

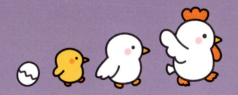

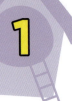

# 1 診療英会話が難しいと感じる理由

はじめに、これから学ぶ診療英会話について、難しいと感じる理由、そしてその対応策についてお話します。

## Why：なぜ診療英会話を難しいと感じる？

この本を読まれている方の多くが、中学や高校などで6年以上の英語学習を経験されているのではないかと思います。医師の場合、英語論文などを通して医療英語に継続的に触れている方も多いと思います。ですが実際の診療では、外国人患者さんを前に緊張して固まってしまう、最初の一言が出てこない、という経験をされる方が多いのではないでしょうか。「英会話に自信がない」「どう説明していいかわからない」「相手の話すスピードが速すぎてついていけない」「なにより診療に時間がかかりすぎる…」このようなご意見をよく聞きます。

原因としては以下のようなことが考えられます。
- 診療英会話に触れる機会が圧倒的に少ない
- 診療にかかわる説明なので、「英語で正確に伝えないと」とプレッシャーを感じてしまう
- そもそも日常英会話が苦手、慣れていない
- 「英会話が上達してから英語診療を始めよう」と考えているが、英語の勉強をする時間がとれない

## What：そもそも診療英会話ってなに？

診療英会話は、英語診療を円滑に行うためのコミュニケーションツールです。「英語診療のみに使われる特別な言葉」があるというわけではなく、日常英会

話でも使用する言葉や、医療に関する用語を組み合わせた構成になっています。

　診療英会話を習得することで、外国人患者さんの受け入れや診療がスムーズになり、患者さんが安心して受診できるような体制をつくることが可能になります。

　診療で使う英語フレーズや英単語を覚えることも必要ですが、診療英会話で大切なのは「わかりやすくやさしい言葉で丁寧に伝える」ことです。

　日本語で診療するときは、患者さんへの説明は難しい医療用語を使わずに、わかりやすい単語に置き換えて説明したり、あいづちや声かけをしながら進めるなどの工夫をしているのではないでしょうか。たとえば患者さんに症状を聞くとき、「咳嗽や喘鳴、嗄声はありますか？」という難しい言葉ではなく、「せきはありますか？ ゼイゼイしたり、声がかすれたりするような感じはありますか？」のようにわかりやすい言葉に置き換えて説明していると思います 第5章-2〈p160〉（患者さんに英語が伝わらない…）参照。

　診療中のあいづちやねぎらい、寄り添いの声かけも大切です。「そうですか」「大変でしたね」「ここ痛いですか？」「ちょっとチクッとしますよ」「お大事に」などの言葉は、医療者が思っている以上に患者さんを安心させるようです。患者対応が上手な医師や医療スタッフの方は、このような言葉を効果的に使われているように感じます。

　これらのことは英語診療においても同様です。「わかりやすくやさしい言葉で伝える、あいづちや声かけを行う」ことがスムーズな診療や信頼感につながります。

　しかしながら、英語診療に慣れないうちは、英語を話すだけで精一杯のため、これらのことが見落とされがちです。本書では、英語でもスムーズに診療できるような工夫やアイデアを多数紹介します。

## How：診療英会話はどのように学べばいいの？ 学ぶとどうなるの？

### どのように学ぶ？

　診療英会話の学習法はさまざまです。最近は多くの学習書籍が出版されていますし、WEB動画やブログ、SNSなどの情報で学ぶこともできます。実際に外国人患者さんの診療をすることで、実践的に学ばれている方もいるようです。

自身の習熟度（学習レベル）や好みにあった媒体を選ぶことが英語習得の近道です。本書では、英語の習熟度に合わせた学習法も提案していますので、参考にしてみてください 第1章-2参照 。

　オンラインの医療英会話プログラムで学ぶことも有用です。私は2022年に『めどはぶ（Medical English Hub）』という医療英語学習オンラインプログラムに参加して、英語診療の基礎を学びました。

## 学ぶとどうなる？

　コロナ禍を経て、今後は国内の医療機関を受診される外国人患者数の増加が予想されます。英語診療の対応をしていない医療機関もまだまだ多いようですが、不意なタイミングや緊急時に英語対応ができるのは大きな強みになりますし、自信にもつながります。「英語が話せる人」「英語対応ができる人」と認知されることは、キャリア構築にも有利です。そして何より、診療英会話を学ぶことは、国籍を問わず多くの患者さんを手助けするきっかけになります。

　英語診療は、時間もかかり疲弊しがちです。けれど英語を学ぶことで、診療時間の短縮につながり、診察中に変な汗をかくことも減っていきます。英語に触れる機会が増えることで、英語の学会発表の聴講や英語論文を読むときの負担が軽減したという声も聞きます。

　さらに、診療英会話の学習は日常英会話にも生かされます。英語を学び始めると、海外映画やドラマ、音楽、動画などの英語が聞き取りやすくなるという副産物もあるようです。

## Who：診療英会話はどのような人が対象なの？

　診療英会話の学習は、医師や看護師のほか、診療にかかわるすべての医療スタッフが対象となります。実際の医療現場では、さまざまな職種の方々が連携して診療を行うため、「誰か一人だけが英語対応ができる」という状況では英語診療をスムーズに行うことは難しいかもしれません。すべての職種の方が英語を学ぶことで、診療がより円滑になり、患者さんの安心感や満足度につながります。本書ではさまざまな場面にあわせた医療フレーズの説明を行っています。自身の職種や診療科に応じて該当する部分を拾い読みしていくのもお勧めです 第2章参照 。

また本書は、これから診療現場を経験する医療系の学生にもぜひ活用してもらいたいと考えています。第6章 の診療ロールプレイは、医療ドラマのような構成になっていますので、ぜひ音声で確認してみてください。

## Where：英語の習熟度の現在地を確認する（英語学習のレベルチェック）

　英語の習熟度（学習レベル）は人それぞれです。現時点の習熟度を確認することで、レベルに応じた課題や勉強法を知ることができます。たとえば、英語が苦手な人が最初から膨大な英語のフレーズを読み始めると、途中で挫折してしまうかもしれません。自身の習熟度にあわせて、段階的に取り組むことが、英語習得の近道だと考えます。

　本書では 第1章-2〈p22-23〉 に、簡単な「習熟度チェック」を掲載していますので、ぜひご利用ください。

　これから勉強を始める場合は、「まずは診療英会話に慣れることから始める」のをお勧めします。本書では、英文法のおさらいや英単語、発音などの基礎的な内容に加えて、英語に親しめるようなコラムも多数掲載しています。英語学習や診療を続けることで英語の習熟度は向上していきます。定期的に「習熟度チェック」を行い、そのときどきの課題に取り組んでいくのも良い方法です。地道に学習を続けると、数年のうちに飛躍的にレベルアップするでしょう。

## When：いつから始めたらいいの？

　いつからでも、どのタイミングからでも OK です。医療系の学生や診療に携わっている若手医療スタッフの方々はもちろんのこと、実は英語診療の学習は、40～50歳代のベテランの方々にもお勧めです。

　「留学予定もないし英語発表もしないし、外来業務で忙しいから英語の勉強は今さらしなくても…（めんどうだし）」というお話も聞きますが、経験を十分に積まれたこの時期に新たなスキルを身につけることで、診療にメリハリが生まれ、今後の医療人生がより豊かなものになると思われます。

　筆者も医師として 10 年を超えてから、本格的に英語診療の勉強を始めました。とても遅いスタートでしたが、苦手な英語対応に疲弊していた時期で、この先も同じような状況で過ごすか、しっかり英語を勉強して苦手を克服するか、

迷った末の選択でした。そのような状態でしたので、数年後に専門外来の診療を英語で行うようになり、さらに英語の本を執筆することになるとは、思ってもみませんでした。

　英語の診療は、「英語がペラペラになってから始める」のではなく、「翻訳アプリを使いながらでもまずは始めてみる」というのが最初の大きな一歩だと思います。試行錯誤して英語診療の経験を重ねることで、少しずつ英語で話せる場面が増えていき、英語対応に余裕がでてきます。英語の学びを深めると、きっと数年後には驚くようなスキルが身につき、想像もしなかった環境に身を置くことになるでしょう。

# 2 どのように勉強すればいいの？
## ～英語の習熟度（学習レベル）に合わせた学習アドバイス～

　本書では、英語の習熟度（学習レベル）を4段階に分けて、それぞれの段階の課題や勉強法について紹介します。

　「習熟度チェック」を行い、該当するところから読み進めてみてください。自身がどのレベルか迷うときは、それぞれのページを確認し、該当するところを参照してください。

### レベル説明

**🥚 たまごさん（超ビギナーさん）**
・英語診療や英語対応をやったことがない、むしろ避けている。

**🐤 ひよこさん（ビギナーさん）**
・英語診療や英語対応はときどき行っているが、翻訳ツールがないと対応できない。

**🐧 わかどりさん（中級さん）**
・翻訳ツールを利用しつつ、ときどき英単語やフレーズをつないで話すことができる。

**🐔 にわとりさん（上級さん）**
・英語診療の大部分は自分自身で話せる。翻訳ツールはときどき利用している。まだ複雑な説明は苦手。

※翻訳ツールとは、翻訳アプリや翻訳ソフト、通訳サービスのことです。
　実はスーパーにわとりさん（ネイティブ並み）もいるのですが、本書は学習入門書のため割愛しています。

- ☑ 英語診療や英語対応をやったことがない。避けている。
- ☑ 英語は学校で学んだのが最後。英文法も忘れてしまった。
- ☑ そもそも英会話が苦手。外国人を前にすると緊張して話せない。
- ☑ 英語診療を学びたいが、時間がない。何から始めていいかもわからない。
- ☑ 医療系の学生である。

**➡あてはまる項目が多い場合は**
24 ページの たまごさん（超ビギナーさん）へ

---

- ☑ 英語診療や英語対応はときどき行っているが、翻訳ツールがないと対応できない。
- ☑ 診療では英単語やジェスチャーを交えて説明している。
- ☑ 必要に迫られて対応しているが、英語は苦手なので疲れてしまう。
- ☑ 相手の英語を聞き取れない。
- ☑ 聞き返されることが多く、思うように伝わらないのでもどかしい…。

**➡あてはまる項目が多い場合は**
26 ページの ひよこさん（ビギナーさん）へ

- ☑ 翻訳ツールを利用しつつ、ときどき英単語やフレーズをつないで話すことができる。
- ☑ 相手の英語はまだ聞き取れない部分も多い。
- ☑ よく使う英単語やフレーズは話せるようになってきたが、詳しい説明が必要なときは翻訳ツールの助けが必要。
- ☑ ときどき「ん?」という怪訝な顔をされることがある。説明がうまく伝えられずもやもやすることもある。
- ☑ 英語診療は時間がかかるし疲れるので、なかなか積極的に取り組めない。
- ☑ 翻訳ツールを利用しているが、正しく翻訳されないこともあり、余計に時間がかかる。

### ➡あてはまる項目が多い場合は
28 ページの 🐧 わかどりさん（中級さん）へ

---

- ☑ 英語診療の大部分は自分自身で会話ができる。翻訳ツールはときどき利用している。
- ☑ 複雑な説明は、まだ苦手。
- ☑ 周囲からは「英語が堪能な人」と認知され、英語対応を依頼されることも多い。
- ☑ 英語での説明は一通りできるが、まだ診療に時間がかかるし疲れも感じる。会話がぎこちないときもあるし、言葉に詰まるときもある。
- ☑ 相手の会話のスピードが速すぎると聞き取れない。
- ☑ スムーズに診療が進むときもあるが、相手が説明に満足していないと感じるときもある。
- ☑ 診療に疑問や不安を持つ患者さんへの説明など、変則的な対応はまだ苦手。失礼な英語表現になっていないか気になることもある。
- ☑ 自分自身は英語対応ができても、診療チームの中には英語が苦手なスタッフも多い。英語診療を円滑にするためには、診療チーム全体の英語レベルの底上げが必要だと感じている。

### ➡あてはまる項目が多い場合は
30 ページの 🐔 にわとりさん（上級さん）へ

## レベルごとのアドバイスと学習ポイント

### たまごさん（超ビギナーさん）

**たまごさんってこんな人**
- ☑ 英語診療や英語対応をやったことがない。避けている。
- ☑ 英語は学校で学んだのが最後。英文法も忘れてしまった。
- ☑ そもそも英会話が苦手。外国人を前にすると緊張して話せない。
- ☑ 英語診療を学びたいが、時間がない。何から始めていいかもわからない。
- ☑ 医療系の学生である。

 **アドバイス**

- まずは、診療英会話に慣れることから始めましょう。
- はじめに、以下のページに目を通してみてください。
  - ☑ 各種コラムの拾い読み
  - ☑ 発音　第2章-1 参照
  - ☑ お助けフレーズ　第4章参照
  - ☑ お役立ち箱　第5章参照
- 慣れてきたら、以下のページに進んで、ご自身の職種に該当する英単語やフレーズを拾い読みしてみましょう。
  - ☑ 英文法や英単語　第2章-2, 3 参照
  - ☑ 英会話の仕組み　第3章参照
- QRコードの音声を繰り返し聞いて実際に声に出してみましょう。よく使うフレーズは覚えておくと診療で役立ちます。
- 実際の英語診療にも取り組んでみましょう。はじめは翻訳アプリや通訳サービスを利用しながらでかまいません。「最初と最後のあいさつだけは英語で伝える」など、少しずつ話せる英単語やフレーズを増やしていきましょう。
- 「英語がペラペラになってから診療を始める」のではなく、まずは翻訳ツールを用いながら始めてみて、話せなかった言葉や伝えたかった言葉をそのつど確認し、次の診療に生かす、というのが上達への近道です。

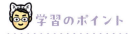 学習のポイント

- 診療英会話では、中学や高校で学んだ英文法がよく使われます。わかりやすくやさしい参考書などで一度おさらいすると、英語の学習がとても楽になります。学習本のお勧めは、「イラストが多くて親しみやすい、さらっと読める本」です 第2章-2参照 。
- 英語学習の動画やSNSなど、お気に入りの媒体を参考にするのも良い方法です。
- 発音を学ぶのも大切です。説明が伝わりやすくなりますし、患者さんの話も聞き取りやすくなります 第2章-1参照 。診療での会話に慣れるために、日常英会話に触れることもお勧めです。
- 英語動画やドラマなど好きな媒体で継続的に英語に触れていきましょう。慣れてくると、吹替や字幕なしで聞き取れるようになってきます。
- 英語診療の単語やフレーズは、最初からすべて覚えようとするのではなく、ご自身の診療でよく使う英単語やフレーズをピックアップして、繰り返し声に出して覚えてしまいましょう。英語に慣れないうちは、このように「いくつか確実に言える英単語やフレーズ」があることが強みになります。
- 少しずつ慣れてきたら、ご自身の診療の流れに沿った英語のフレーズ集を作成するのも良い方法です。

🌸 たまごさんの目標

まずは翻訳ツールを利用しながら、英語診療を始めてみましょう。そして少しずつ手ごたえを感じてきたら、次の🐥ひよこさん（ビギナーさん）に進みましょう。

## 🐤 ひよこさん（ビギナーさん）

**ひよこさんってこんな人**
- ☑ 英語診療や英語対応はときどき行っているが、翻訳ツールがないと対応できない。
- ☑ 診療では英単語やジェスチャーを交えて説明している。
- ☑ 必要に迫られて対応しているが、英語は苦手なので疲れてしまう。
- ☑ 相手の英語を聞き取れない。
- ☑ 聞き返されることが多く、思うように伝わらないのでもどかしい…。

 アドバイス

- 英語診療に慣れるまでは、翻訳ツールに頼りながらでも構いません。翻訳ツールを併用しつつ、ご自身で話せる言葉を少しずつ増やしていきましょう。
- 😊たまごさんを参考に、本書を読み進めてみてください。
- 第2章 の「診療英会話：基本編」で、ご自身の職種や診療科に該当するところを拾い読みし、診療の流れに沿って、よく使う英語フレーズを並べてオリジナルのフレーズ集をつくるのもお勧めです。
- QRコードの音声を聞きながら、繰り返し声に出して練習しましょう。
- 実際の診療の中でも実践練習をしていきましょう。慣れてくると会話がスムーズになっていきます。
- 診療に慣れないうちは、せっかく練習しても、本番ではうまく話せないことが多くあります。診療で伝えられなかった言葉は再確認し、次の診療に生かしていきましょう。「診療ごとに毎回新しい英語フレーズを1つ話せるようにする」ことを目標にするのもお勧めです。
- 英語が伝わらないもどかしさは、実はレベル向上のきっかけになります。伝わらないと感じる場面は記憶に残りやすいため、英文や発音を丁寧に見直すことで、次の診療では驚くほどスムーズに伝わることもあります 第5章-2 〈p160〉〈患者さんに英語が伝わらない…〉参照 。英語診療に慣れないうちは負担が大きく感じるものですが、話せる言葉や伝わる経験が増えてくると、患者さんとのコミュニケーションが円滑になり、診療の負担感も軽減します。
- あいづちやねぎらいの声かけもどんどん取り入れていきましょう。診察がスムーズになり、患者さんの安心感にもつながります。
- 本書では掲載しきれなかった英語フレーズがほかにもたくさんあります。

参考資料 を参考に、ご自身の診療に必要な英単語やフレーズを増やしていきましょう。

学習のポイント

・英文法の見直しや発音の学習については、たまごさんの「学習のポイント」を参照ください。
・英単語やフレーズの音声を声に出して繰り返し練習しましょう。英語の発音を勉強すると、診療の説明が伝わりやすくなります。相手の英語も聞き取りやすくなり、英会話に自信がつきます。発音がクリアになると周囲から「英語が話せる人」と言われることが増えてきます。
・日常英会話にも積極的に触れていきましょう。少し長めの動画や海外映画もお勧めです。好きな媒体で繰り返し英語に触れると、聞き取れる英単語や英文も増えていきます。
・オンライン英会話や学習アプリなども活用し、会話練習をしていきましょう。
コラム〈p133〉（英語診療や英会話学習に役立つアプリ）/〈p56〉（たまごからにわとりへ）参照

🌸ひよこさんの目標

翻訳ツールを利用しつつ、ご自身で話せる言葉を少しずつ増やしていきましょう。診療の流れに沿った英単語やフレーズを、声に出して繰り返し練習しましょう。少しずつ手ごたえを感じてきたら、次のわかどりさん（中級さん）に進みましょう。

## わかどりさん（中級さん）

わかどりさんってこんな人
- ☑ 翻訳ツールを利用しつつ、ときどき英単語やフレーズをつないで話すことができる。
- ☑ 相手の英語はまだ聞き取れない部分も多い。
- ☑ よく使う英単語やフレーズは話せるようになってきたが、詳しい説明が必要なときは翻訳ツールの助けが必要。
- ☑ ときどき「ん？」という怪訝な顔をされることがある。説明がうまく伝えられずもやもやすることもある。
- ☑ 英語診療は時間がかかるし疲れるので、なかなか積極的に取り組めない。
- ☑ 翻訳ツールを利用しているが、正しく翻訳されないこともあり、余計に時間がかかる。

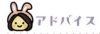アドバイス

- 実はこの段階が、英語診療の疲労感が一番大きいのでは…と思います。「英語対応ができる人」と周囲から認識される時期で、英語対応の仕事が増えてくる方もいるでしょう。忙しい日常業務の中で英語診療を行うというのは負担も大きいものです。英語の習熟度が高まると、今まで頼りきっていた翻訳ツールの粗がみえてきます。伝えたい言葉と翻訳された言葉が異なる、的外れな文章が表示される、「そう言いたいんじゃないのに…」と、もやもやすることも多いと思います。翻訳の誤りには気づくことができるけれど、自分の英語だけで乗り切れる段階ではない、というジレンマがあるのではと考えます。

- この段階では、英語の基礎が十分にある方が多いと思います。たまごさんや、ひよこさんの項目を参考に、英文法や発音、英単語をざっと見直しつつ、ご自身の職種や診療科でよく使うフレーズを繰り返し声に出して練習し、診療で実践していきましょう。

- 診療中に、患者さんに伝わりづらいと感じた単語やフレーズは、本書のQRコードの音声を再確認しましょう。

- さまざまな診療場面を想定して、診療の流れに沿ってフレーズをまとめておくのも良い方法です。

- 患者さんへのねぎらいや励ましの声かけも積極的に行っていきましょう 第4章参照 。

- 相手に説明が伝わりにくいと感じたときは、第5章-2〈p165〉（医療英語の本を

いろいろ購入したけれど～）を参考に対策を練りましょう。専門的な単語、伝わりやすい単語など、まとめておくのもお勧めです。
- 検査や治療、病状説明について、英語表記の資料を準備しておくと役立ちます。患者さんに資料をお渡しすることで、情報共有がしやすくなり、診療が円滑になります 第 5 章 -2〈p165〉（医療英語の本をいろいろ購入したけれど～）参照。
- 翻訳ツールの効果的な使用法については、第 5 章 -2〈p164〉（翻訳ツールを利用しているけれど～）も参照してください。英語の習熟度が高まると、翻訳ツールの精度に違和感が生じると思います。自分で話すほうが早いし、より伝わりやすいと感じて、翻訳ツールを使わずに英語対応する機会が少しずつ増えてくると思います。

## 学習のポイント

- 学習のポイントについては、🥚たまごさんや🐥ひよこさんの項目も参考にしてください。
- 相手に、より伝わりやすい発音を身につけていきましょう。
- 本書 QR コードでの音声確認のほかにも、AI アプリなどを利用し、ご自身の音声が正確に認識されるかチェックするのも良い方法です。
- 英語学習では、インプット（知識を増やすこと）も必要ですが、アウトプットが大切です。学んだことはどんどん実践で生かし、練習を積み重ねていきましょう。
- 英会話教室やオンライン英語もお勧めです。座学や AI では感じられない臨場感や緊張感に慣れることができます。
- 日常英会話の学びも深めましょう。診療の合間にちょっとした雑談ができるようになると、患者さんの緊張感軽減にもつながります。

## 🌸 わかどりさんの目標

　さまざまな診療場面を想定して練習を重ね、あいづちやねぎらいの言葉を効果的に用いて、患者さんに寄り添った診療を目指しましょう。診療に必要な内容について、英語表記の資料を準備しておくと診察がスムーズになります。少しずつ診療英会話に手ごたえを感じてきたら、次の🐔にわとりさん（上級さん）に進みましょう。

## 🐔 にわとりさん（上級さん）

にわとりさんってこんな人

☑ 英語診療の大部分は自分自身で会話ができる。翻訳ツールはときどき利用している。

☑ 複雑な説明は、まだ苦手。

☑ 周囲からは「英語が堪能な人」と認知され、英語対応を依頼されることも多い。

☑ 英語での説明は一通りできるが、まだ診療に時間がかかるし疲れも感じる。会話がぎこちないときもあるし、言葉に詰まるときもある。

☑ 相手の会話のスピードが速すぎると聞き取れない。

☑ スムーズに診療が進むときもあるが、相手が説明に満足していないと感じるときもある。

☑ 診療に疑問や不安を持つ患者さんへの説明など、変則的な対応はまだ苦手。失礼な英語表現になっていないか気になることもある。

☑ 自分自身は英語対応ができても、診療チームの中には英語が苦手なスタッフも多い。英語診療を円滑にするためには、診療チーム全体の英語レベルの底上げが必要だと感じている。

## 🐰 アドバイス

・この段階の方は、英語の基礎が十分にあり、英語診療も数多くこなしているのではないでしょうか。その対応に救われている外国人患者さんも多いと思います。

・このレベルの方は、英語診療を重ねて英語のスキルを磨きつつ、診療チーム全体の英語対応力の向上を目指すことが必要とされます。診療とは医師一人で行うものではなく、看護師や多くの医療スタッフが連携してチームとして対応するものです。診療チーム内で英語対応ができるのが一人だけという状況では、他のスタッフに負担がかかりますし、診療を円滑に行うのは難しいかもしれません。

・診療チームのスタッフに英語教育を行う場合には、わかりやすい診療英会話のレクチャーを行うのが効果的です。人に英語を教えるという作業は、ご自身の英語学習にも役立ちます。

・検査や治療内容についての英語での説明文書や、英語表記の問診票などを一通り準備しておくのもお勧めです。院内に英語の案内を掲示するなど、円滑な診療につながる取り組みも行っていきましょう。

・チーム全体の英語対応力が向上し、診療環境を整備することで、診療時間の

短縮や患者さんと医療者双方の負担軽減につながり、より多くの患者さんを受け入れることが可能になります。
- 患者さんの要望やニーズに合わせて、そのつど診療を再構築することも必要です 第5章 -1 参照 。
- 自施設で外国人患者さんに外来でアンケートをとり、患者さんの声を診療に生かしていくこともお勧めです。

### 学習のポイント

- この段階になると、実践を重ねることが何より大切です。英語診療を積極的に行うと、近隣から外国人患者さんが紹介されて来たり、口コミで来院される患者さんも増加します。診療を重ね、チームの英語対応力を底上げしていくことで、より円滑に診療が行えるようになります。
- オンライン英会話や英会話教室、AIアプリなども積極的に活用しましょう。
- ご自身の職種や診療科に合わせた英語対応のロールプレイを作成し、英会話講師や同僚と実践練習することも有用です 第5章 -2〈p166〉(英語診療をしてみたいけれど〜) 参照 。
- あいづちやねぎらいの声かけ、不安や疑問への対応など、さまざまな場面を想定して練習を重ねましょう 第4章、6章参照 。

### 🌸 にわとりさんの目標

英語診療で実践的にスキルを磨きつつ、診療チームの英語教育にも力を注ぎ、より円滑な診療を目指しましょう。

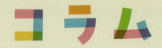

めどはぶプログラムディレクター
**海渡寛記**

## めどはぶ講師から見た医療者の診療英会話

　米国老年医学・内科専門医の山田悠史先生と立ち上げた Medical English Hub（めどはぶ）では、医療英語学習プログラムを開発し、これまでに多くの医療従事者の英語学習をサポートしてきました。その中で私は、医療者の方が診療でどんな英語を使っているのか、実際に聞く機会が多くあり、医療者の診療英会話の傾向を知ることができました。

　国内の医療者の皆さんが英語を話すとき、まずは言いたいことが日本語で頭に浮かびます。そしてその日本語を自分で英訳して話します。医療英語のフレーズを覚えてから使うのではなく、学生時代に勉強して身に付けた英語力を駆使して自分なりに日本語を英訳して話しているという状態です。

　1つ実践してみましょう。
　患者さんが診療室に入ってきたときに、「今日はどうされましたか？」とまず声をかけると思いますが、英語では何と言いますか？
　私はかつてこの質問を、公開授業で医療者の皆さんに投げかけたところ、以下の2つの英文を作った人が多くいらっしゃいました。

What's the matter with you?
What's wrong with you?

　上記の表現は、どちらも「どうしたの？」という意味であり、学生時代に覚えたものだと思います。しかしこれらは、この場面においては正しくありません。ニュアンスとしては「一体どうしたんだよ、お前」「何かあったのか？」に近いです。ちょっと攻撃的に感じられますね。医師が患者に言う言葉として

はふさわしくないのがわかるでしょう。

　では何と言うべきでしょうか？

　アメリカで診療にあたる医師は、下記のように言います。

What brings you here, today?

　直訳すると「今日は何があなたをここに連れてきましたか？」となります。一般的な日本語で言い換えると「今日はどうされましたか？」です。この"What brings you here, today?"という文章を、学習なしに自身でつくり出せる日本人は恐らくいないでしょう。しかし英語学習が習熟してくると、こういった表現をパッと使えるようになります。それはなぜでしょうか？

## 上級者の英語はなぜ正しく、自然なのか？

　英語上級者は基本的に、今までネイティブから見聞きしたことのある英語を使います。だから間違いが少なく、ナチュラルな英語になります。英語をゼロから組み上げて文章を作るのではなく、ネイティブが使った英語をそのまま使っているだけなのです。

　一方で英語初心者は、今まで見聞きしたことのある英語の量が少ないので、参考になる表現が限られます。したがって多くの場合、英語の文章を作るときはゼロからのスタートとなります。これまで学習した単語や表現を思い出し、習った文法に当てはめて文章を作ろうとするため、前述のような文章が出来上がるのです。つまり、意図は伝わるけれどネイティブはそういう言い方はしないよね、という英語になってしまいます。ニュアンスも違ってきます。

## 英語は創るな！完コピしろ！

　ナチュラルで正確な英語を話すためには、自分で英語をクリエイトせずに、ネイティブが使っている表現をそのまま流用してください。そうすればその英語は完璧です。何しろネイティブが普段使っている英語ですから。

　今回の例に出した"What brings you here, today?"についてですが、上級者

はこの文章・表現をたくさんの英単語を組み合わせて作ったのではありません。「今日はどうされましたか？」を言うときには "What brings you here, today?" を使う、とあらかじめ見たり聞いたりした経験があって、それを意識的に覚えて使ったというのが本当のところです。

　第二言語習得の研究でも、ある程度英語が聞けて、喋れるという状態になるための第一歩は、ある表現を聞いた、あるいは見たという経験が十分にあるという状態を作り出すことにあるとしています。

　ですから、これから医療英語を学習する皆さんは、こういうときはこれを言う、という文章やフレーズを大量にインプットしてください。自分でオリジナルの英文を作ると、冠詞や前置詞の使い方など無限に間違う可能性がありますが、ネイティブが使っている表現を完コピしてそのまま使えば間違えることはありません。本書においても、掲載されている英語は覚えて意識的に使うと決めて学習すると、より効果が高くなると思います。

## 医療英語の難易度は低い！

　医療英語を学習する場合、特定のシチュエーション（狭い範囲）における特定のフレーズを覚えて使えば、それで何とか乗り切れます。しかもそのシチュエーション（例えば診療）は頻繁にやってくるので、繰り返すことでどんどん上達します。一方で日常会話はトピックが何でもありで、広範囲の単語や表現を知る必要がありますので、学習の難易度が高いです。

　これから英語学習を始めようとしている方は、「まずは日常会話をマスターして、それから医療英語をマスターしよう」などとは思わずに、最初から医療英語を入口として学ぶのが近道だと思います。医療英語を学ばなければならないと感じている人は、英語学習のキッカケとしては最適です。医療英語を身に付けて、必要な場面で英語でのコミュニケーションができるようにするとともに、英語を身に付けることによってご自身の可能性も広げていただければ大変うれしく思います。

# 第2章

# 診療英会話:基本編

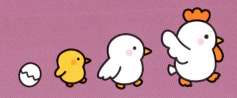

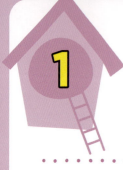

# 1 診療英会話の発音

　さて、ここから診療英会話のウォーミングアップとして英語の発音、文法、英単語について学んでいきたいと思います。まずはじめは「発音」についてです。

　「英語の発音なんて今さら学ぶのも…。ネイティブみたいなペラペラの英語でなくてもいいわけだし、カタカナ英語でも伝わればいいのでは」という声をよく聞きます。ただ、実際に英語診療を始めると「患者さんに言いたいことが伝わらない」「聞き返されることが多い」といったことはよくあります。直接聞き返されなくても「ん？」という怪訝な表情をされることもあります。

　英語診療に慣れていないときにこのような反応をされると、「英語の発音が正しくない」のか、「英文法が間違っている」のか、「医療の単語や説明内容が専門的すぎて伝わらない」のかがわからず焦ってしまい、診療自体に自信をなくしてしまうこともあります。そのため、「ペラペラではなくてもいいけれど、相手が理解しやすい英語の発音」を身につけることが大切です。

## 英語の発音を学ぶメリット

- ☑相手に自分の気持ちを伝えやすくなります。
- ☑相手の英語を聞き取りやすくなります。
- ☑英語を話すことに自信がつきます。
- ☑英語診療にも役立ちますが、日常英会話も聞き取りやすくなるため、海外ドラマや映画、動画などを英語で楽しめるようになります。

## 英語の発音の学び方

　英語の発音の学び方には、①音声で学ぶ、②発音記号で学ぶ、などの方法が

あり、人によって好みがあるようです。最近では、発音に関する本や動画、アプリなどさまざまな学習教材があります。いろいろ試してみて、ご自身にあう方法を取り入れてみましょう。発音の勉強は少し地味な作業ですし根気がいりますが、身につけると一生もののスキルとなり、何より英会話に自信がつきます。

　以下にお勧めの学習教材を紹介します。
・書籍：『世界一わかりやすい英語の発音の授業』（関 正生著／KADOKAWA）
・書籍：『英語の発音をもう一度ひとつひとつわかりやすく。』（山田暢彦監／Gakken）
・英語学習アプリ：「ELSA Speak」　コラム〈p133〉（英語診療や英会話学習に役立つアプリ）参照
・教育番組：『英会話フィーリングリッシュ』（NHK）

　筆者は2冊の書籍で基礎を学び、「ELSA Speak」で発音練習を繰り返しました。発音の学習を2ヵ月ほど続けると、外来でも「英語が聞き取りやすくなった」と言われるようになりました。オンライン英会話を利用し、講師に「発音を学びたいので、聞き取りにくいときや発音が間違っているときは指摘してください」とリクエストするのも良い方法です。

　本書には英会話講師による音声がついていますので、ぜひご活用ください。

## "カタカナ英語"

　ここで少し、"カタカナ英語"にも触れたいと思います。
　カタカナ英語で覚えていた単語が、実際の発音と異なることはしばしばあります。コロナ禍でよく使われた「ウイルス」「ワクチン」を例に挙げてみます。
・「ウイルス」は、英語では virus「ヴァイラス」/ˈvaɪrəs/
・「ワクチン」は、英語では vaccine「ヴァクスィーン」/vækˈsiːn/

　Virus の後ろに記載した /ˈvaɪrəs/ は「発音記号」と呼ばれるものです。表記は媒体によって多少異なります。発音記号の「ˈ」の後ろの部分（カタカナ表記の赤字部分）を強調する」と、伝わりやすくなります。

アレルギーに関する単語も確認してみましょう。

・「アレルギー」は、英語では allergy「アラジー（ェアラジー）」/ˈælərdʒi/

・「アナフィラキシー」は、英語では anaphylaxis「アナフィラクスィス」/ˌænəfɪˈlæksɪs/

　カタカナ英語とはずいぶん発音が異なりますね。アレルギーに関連する単語はどの診療科でも役立ちますので、繰り返し音読して発音を習得しましょう。

## カタカナ英語はどのように伝わっているの？

　カタカナ英語がどのように患者さんに伝わるのかを知るために、英語学習アプリ「ELSA Speak」 コラム〈p133〉（英語診療や英会話学習に役立つアプリ）参照 を用いて確認してみました。

　試しに「アレルギー」とカタカナ英語の発音で音声入力をすると、"A little key."（小さな鍵）と表示されました。"Allow key." とも聞こえるようです。

　同様に「アナフィラキシー」とカタカナ英語の発音で音声入力をすると、"I not feel at sea."（海にいる気がしない / 海を感じない）のような謎の文章が表示されました。カタカナ英語が伝わりにくいのが理解できます。ご自身でよく使う英単語の発音が、どのように聞こえるか確認してみるのもお勧めです。

　その他にも、LやRの発音は、日本人には難しいと言われています。たとえば、お米（rice）と伝えたいときに、日本語の発音でライスと言うと、英語ではシラミ（lice）と聞こえてしまうこともあります。liver（肝臓）と river（川）も同様です。

　BとV、SとSHなどの発音も難しいと言われています。

　発音するときの口の動きを解説した学習動画やアプリはお勧めです。

英語の発音は、ある日突然うまくなるというものではありませんが、1日10〜15分でも練習を続けると、少しずつ身についていきます。発音が上達すると、英語の聞き取りもしやすくなり、会話にも余裕が生まれます。

## 2 診療英会話の英文法

　次に、英語診療でよく使う「英文法」について学んでいきましょう。診療の英会話には、特殊な英文法が使われるわけではありません。実は、中学校や高校で学んだ英文法でほとんどの会話が成り立ちます。…といっても、「内容は忘れてしまった」という方も多いのではないでしょうか。筆者は診療英会話の勉強を始めたときに、中学英語と高校英語をざっと復習しました。わかりやすい本などを使って一通り見直すのはお勧めです。

☆英文法の復習にお勧めの書籍です
・『中学英語をもう一度ひとつひとつわかりやすく。改訂版』（山田暢彦監／Gakken）
・『中学・高校6年分の英語が10日間で身につく本』（長沢寿夫著／明日香出版社）

☆楽しく学べる書籍です
・『こあら式英語』（こあらの学校／KADOKAWA）
　インスタグラム「こあたん　こあらの学校」もお勧めです。

☆詳しく学べる書籍です
・『一億人の英文法』（大西泰斗著／ナガセ）

　その他にも、わかりやすい書籍や動画、SNSがたくさんありますので、好みのものを選んで活用しましょう。

### 英文法の学び方

　診療英会話の学習を始める方には、シンプルな表現や英文法から学ぶことをお勧めします。使い回しがきく英文（フレーズ）を覚えると、会話の幅が広がります。たとえば"Do you have asthma?"（喘息はありますか？）という英文には、"Do you～"というシンプルな英文法が使われています。Asthma（喘

息）の部分を別の英単語に置き換えることで、他の疾患にも応用できます。この英文を覚えると、さまざま診療場面で活用することができます。

　ここでは、基本的な英文法を学びながら、診療現場でも使える英語表現を身につけていきましょう。

☑英文中の / は言い換え可能です。
☑下線は他の言葉に入れ替え OK です。
☑ QR コードから英語音声を確認できます。言い換え（ / ）などがある場合は、代表的なフレーズを音声として採用しています。
　例）Please have/take a seat. の場合は、Please have a seat. という音声になります。

## 基本的な英文法

### Do you-?　Does he/she-?

#### 患者さんにたずねる場合

中学英語で習った英文法です。病歴聴取（問診）に役立ちます。
・Do you smoke?　　　タバコを吸いますか？
・Do you have a cough?　　咳はありますか？

♪001

"a cough" の部分を別の英単語に置き換えることで、さまざまな症状に応用できます。
・Do you have asthma?　　喘息はありますか？

"asthma" の部分を別の英単語に置き換えることで、他の疾患にも応用できます。

#### 患者さんの付き添いの方にたずねる場合

　付き添いの方に患者さんの症状を聞くときは、主語が変わります。子ども（小児科）や介助が必要な患者さんの診療に役立ちます。
・Does he/she have asthma?
　彼 / 彼女は喘息がありますか？

## What/When/How-?

5W1Hと言われるフレーズです。病歴聴取（問診）に便利です。一部を紹介します。

- What do you do (for a living)?
  お仕事は何をされていますか？
- When did the pain first begin?
  痛みはいつから始まりましたか？
- How much alcohol do you drink per day?
  1日にどれくらいお酒を飲みますか？

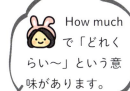
How muchで「どれくらい〜」という意味があります。

## Could you please-?  Could you- please?/Can you-?

"Can you -?"は「〜してくれますか？/してもらえますか？」という依頼の表現です。Canを過去形のCouldにして、さらにpleaseをつけた"Could you please-?"とすると、「〜していただけますか？」という丁寧な依頼の表現になります。（Could you-please? も同様です）

- Could you say that again please?
  もう一度言っていただけますか？
- Could you please speak a little more slowly?
  もう少しゆっくり話していただけますか？
- Could you wait a moment, please?
  少々お待ちください（少し待っていただけますか？）
- Could you please tell me how to spell your name?
  お名前のスペル（綴り）を教えていただけますか？

日本語で使う敬語のような丁寧な表現ですね。

🐧 Would you-/Would you mind-? のような表現もあります。診療に慣れてきたら少しずつバリエーションを増やしていきましょう。

## May I-?/ Can I- ?

"Can I- ?"は「〜してもいいですか？」と相手に許可を求めるときの表現です。"May I- ?"は「〜してもよろしいでしょうか」という、より丁寧な表現です。

- May I confirm your name?
  お名前を確認させていただいてもよろしいでしょうか？
- May I check/see your patient ID card?
  診察券を確認しても（させていただいても）よろしいでしょうか？
- May I use translation software/a translation app?
  翻訳ソフト / アプリを使用してもよろしいでしょうか？
- May I ask a question?
  質問させていただいてもよろしいでしょうか？

## Have you-?　Has he/she-?

現在完了形の表現です。学生のときに習った気がするけど…と忘れられがちですが、実は既往歴を聞くときなどにとても便利な表現です。「今までに〜したことがありますか？」のように、経験を聞くこともできますし、How long have you-? の形で「どのくらいの間〜？」と期間の長さを確認することもできます。Have の後には過去分詞が入ります。

♪005

- Have you had similar symptoms before?
  以前にも同じような症状がありましたか？
- Have you ever been diagnosed with asthma?
  喘息と診断されたことはありますか？
- Have you ever been hospitalized before?
  入院したことはありますか？
- How long have you lived in Japan?
  日本に住んでどのくらいになりますか？

## Please ＋ 動詞

動詞のみだと命令調になりますが、please がつくとやや丁寧な表現になります。身体診察のときなどに役立ちます。ただし伝え方によっては、丁寧だけど命令調に聞こえることもあるので注意が必要です。

♪006

- Please have/take a seat.
  どうぞお座りください。

- Please open your mouth and stick out your tongue.
  口を開けて、舌を出してください。
- Please lie on your back.
  仰向けになってください。
- Please take this medicine before meals.
  この薬は食前に服用してください。

⚠️ "Please sit down." は、失礼に聞こえることもあります。

### I'd like to-（I would like to-）. /I want to-

"I want to-" は「〜したい」という表現ですが、"I'd like to-" は「〜したいです」「〜したいのですが」という、より丁寧な表現になります。

🐥 I'd like to は I would like to を短縮したものです。

- I'd like to see you in two weeks.
  2週間後にお会いしたいのですが。
- I'd like to ask you about your lifestyle.
  ライフスタイル（生活歴など）についてお伺いします（お聞きしたいです）。

### Let me-.

「（私に）〜させてください」という丁寧な申し出で、柔らかい表現です。カタカナの「レミ」の発音で伝わります。使い慣れると、診察がとてもスムーズになる表現です。

- Let me take your temperature.
  体温を測らせてください。
- Let me ask you some questions.
  いくつか質問させてください。
- Let me check your pulse.
  脈を取らせてください。
- Let me check my schedule.
  スケジュールを確認させてください。

# 3 診療英会話の英単語

　ここでは、外来の英語診療によく用いられる英単語をまとめています。まずはご自身の職種や診療科で使う英単語を確認してみましょう。

☑英文中の / は言い換え可能です。
☑本項の英単語は、言い換え部分についても音声対応しています。

## 外来でよく使われる英単語

### 職種・その他

| 医師 | doctor/medical doctor |
| 歯科医 | dentist |
| 研修医 | intern/resident |
| 医学生 | medical student |
| 看護師 | nurse |
| 薬剤師 | pharmacist |
| 放射線技師 | radiologist/X-ray technician |
| 臨床検査技師 | laboratory technician |
| 理学療法士 | physical therapist |
| 病院職員 | hospital staff |

入門書のため、よく使われる英単語のみ掲載しています。ご自身の職種や診療科で必要な英単語は、 参考資料 を参照ください。

## 各診療科

| 総合診療科 | General Practice | 呼吸器外科 | Thoracic Surgery |
|---|---|---|---|
| 内科 | Internal Medicine | 脳神経外科 | Neurological Surgery |
| 循環器内科 | Cardiology | 心臓外科 | Cardiac Surgery |
| 呼吸器内科 | Pulmonology | 整形外科 | Orthopedic Surgery |
| 消化器内科 | Gastroenterology | 泌尿器科 | Urology |
| 血液内科 | Hematology | 産科 | Obstetrics |
| 内分泌内科 | Endocrinology | 婦人科 | Gynecology |
| 腎臓内科 | Nephrology | 形成外科 | Plastic Surgery |
| アレルギー科 | Allergy | 皮膚科 | Dermatology |
| 神経内科 | Neurology | 耳鼻咽喉科 | Otorhinolaryngology（ENT ともいいます） |
| 腫瘍科 | Oncology | | |
| 精神科 | Psychiatry | 眼科 | Ophthalmology |
| 小児科 | Pediatrics | 救急 | Emergency room（ER） |
| 一般外科 | General Surgery | 集中治療部 | Intensive care unit（ICU） |
| 消化器外科 | Gastrointestinal Surgery | 放射線科 | Radiology |
| | | リハビリテーション | Rehabilitation |

♪010

## 設備

- 受付　　check-in counter/reception（desk）
- 会計　　cashier/payment desk
- 売店　　shop/giftshop
- トイレ　restroom
- 自動受付機 / セルフチェックインカウンター
　self-check in machine/self-check in counter
- 自動支払機 / 自動精算機　automated payment machine

/ は言い換え OK です。

♪011

## 外来受診時に必要なもの

- 医療費　　medical expenses/medical fees
- 保険証　　health insurance card
- 診察券　　patient ID card

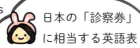
日本の「診察券」に相当する英語表現はいろいろありますが、"patient ID card" でも通じるそうです。

♪012

## 外国人患者さんの呼び方

- patients from other countries
- patients from outside Japan
- patients from overseas
- patients visiting Japan

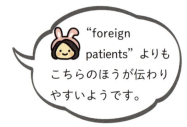
"foreign patients" よりもこちらのほうが伝わりやすいようです。

013

## 場所を案内するときのフレーズ

- <u>The pediatrics department</u> is on <u>the 2nd floor</u>.
  小児科は2階です。
- <u>Internal medicine</u> is on <u>the 4th floor</u>.
  内科は4階です。
- <u>The check-in counter</u> is over there.
  チェックインカウンターはあちらです。

"over there" と伝えるときは、指先をそろえて手のひらで方向を示すと丁寧です。

014

## 病名

主要な病名をまとめました。（　）内は患者さんに伝わりやすい英語表現です。

| 一般診療（内科・小児科）の頻出単語（よく出合う疾患） ||
|---|---|
| 感冒（かぜ） | cold |
| 咽頭炎 | pharyngitis (throat infection) |
| 気管支炎 | bronchitis |
| 肺炎 | pneumonia |
| インフルエンザ | influenza (the flu) |
| 溶連菌感染症 | streptococcus (strep throat/strep) |
| マイコプラズマ肺炎 | mycoplasma pneumonia |
| ウイルス感染症 | viral infection |
| 細菌感染症 | bacterial infection |

♪015

46

## 頭部に関する頻出単語

| | |
|---|---|
| 片頭痛 | migraine |
| 髄膜炎 / ウイルス性髄膜炎 / 細菌性髄膜炎 | meningitis/viral meningitis/ bacterial meningitis |
| てんかん | epilepsy |
| 脳梗塞（脳卒中） | cerebral infarction (stroke) |
| 脳出血 | cerebral hemorrhage (bleeding in the brain) |

♪016

## 循環器系の頻出単語

| | |
|---|---|
| 心筋梗塞（心臓発作） | myocardial infarction (heart attack) |
| 不整脈 | arrhythmia (irregular heartbeat) |
| 狭心症 | angina |
| 高血圧 | hypertension (high blood pressure) |
| 心不全 | heart failure |

♪017

## 消化器系の頻出単語

| | |
|---|---|
| 肝炎 | hepatitis |
| 脂肪肝 | fatty liver |
| 膵炎 | pancreatitis |
| 胆石 | gallstones |
| 虫垂炎 | appendicitis |
| 十二指腸潰瘍 | duodenal ulcer |
| 胃潰瘍 | gastric ulcer (stomach ulcer) |
| 胃腸炎 | gastroenteritis (stomach infection/the stomach flu) |
| 便秘 | constipation |
| 脱水症 | dehydration |

♪018

## 内科系・精神神経系の頻出単語

| | |
|---|---|
| 糖尿病 | diabetes |
| 高脂血症 / 脂質異常症 | hyperlipidemia/dyslipidemia 一般的には高コレステロール (high cholesterol) が伝わりやすいようです。 |
| 痛風 | gout |
| 貧血 | anemia |
| うつ病 | depression |
| 認知症 | dementia |

♪019

## 泌尿器系の頻出単語

| | |
|---|---|
| 尿路感染症 | urinary tract infection/UTI |
| 尿路結石 | urinary tract stones |
| 腎炎 | nephritis |
| ネフローゼ症候群 | nephrosis |

♪020

3

診療英会話の英単語

## 腫瘍に関する頻出単語

| | |
|---|---|
| 腫瘍 | tumor |
| 白血病 | leukemia |
| 肝臓がん | liver cancer |
| 膵臓がん | pancreatic cancer |
| 大腸がん | colon cancer |
| 前立腺がん | prostate cancer |
| 子宮頸がん | cervical cancer |

♪021

## アレルギーに関する頻出単語

| | |
|---|---|
| 喘息 | asthma |
| アレルギー性鼻炎 | allergic rhinitis |
| アレルギー性結膜炎 | allergic conjunctivitis (itchy eyes) |
| 花粉症 | hay fever |
| 食物アレルギー | food allergies |
| アナフィラキシー | anaphylaxis |
| じんましん | urticaria/hives |
| アトピー性皮膚炎 | atopic dermatitis (eczema) |

♪022

## 整形外科に関する頻出単語

| | |
|---|---|
| 骨折 | bone fracture |
| 関節炎 | arthritis |
| リウマチ | rheumatism |
| 骨粗しょう症 | osteoporosis |

♪023

## 耳鼻科に関する頻出単語

| | |
|---|---|
| 中耳炎 | otitis media (middle ear infection) |
| 副鼻腔炎 | sinusitis (sinus infection) |

♪024

## 眼科に関する頻出単語

| | |
|---|---|
| 緑内障 | glaucoma |
| 白内障 | cataracts |

♪025

## 歯科に関する頻出単語

| | |
|---|---|
| 虫歯 | cavity/tooth decay |

♪026

入門書のため、よく使われる英単語のみ掲載しています。ご自身の職種や診療科で必要な英単語は、参考資料 を参照ください。

48

## 練習してみましょう！

下線部分の病名を入れ替えて、ご自身の職種や診療科でよく使うフレーズを作成してみましょう。

♪027

- Have you ever been diagnosed with asthma?
  喘息と診断されたことはありますか？
- Have you ever been told (that) you have asthma?
  喘息と言われたことはありますか？
- Do you have asthma?
  喘息はありますか？
- Does anyone in your family have asthma?
  ご家族に喘息の方はいらっしゃいますか？
- Does anyone around you have the flu?
  周りにインフルエンザの方はいらっしゃいますか？
- Based on your examination and tests, I think your symptoms are caused by diabetes.
  診察と検査結果から判断すると、あなたの症状は糖尿病が原因だと思います。

---

よく出合う疾患名を書き出して、実際にフレーズを作ってみましょう。

例）Do you have asthma?
　　喘息はありますか？

- Do you have _____?
  （あなたは）_____はありますか？

- Have you ever been diagnosed with _____?
  _____と診断されたことはありますか？

| 喘息 | asthma |
|---|---|
|  |  |
|  |  |
|  |  |
|  |  |

---

**3**

診療英会話の英単語

49

## 症状

主要な症状について英単語をまとめました。

♪028

| | | | | |
|---|---|---|---|---|
| 発熱 | fever | | 水様便 | watery stool |
| のどの痛み | sore throat | | 血便 | bloody stool |
| 咳 | cough | | しこり | a lump/lumps |
| 鼻水 | runny nose | | 腫れ／むくみ | swelling |
| 鼻づまり | stuffy nose | | かゆみ | itching |
| 喘鳴 | wheezing | | 発疹 | rash |
| 呼吸困難 | dyspnea(difficulty breathing) | | 浮腫 | edema |
| 胸痛 | chest pain | | 不安 | anxiety |
| 不整脈 | arrhythmia (irregular heartbeat) | | 体重減少 | weight loss |
| | | | 体重増加 | weight gain |
| 胸やけ | heartburn | | 食欲不振 | loss of appetite |
| 頭痛 | headache | | 睡眠障害 | difficulty sleeping |
| めまい | dizziness | | 歩行障害 | difficulty walking |
| 倦怠感 | fatigue | | 耳痛 | ear pain |
| けいれん | convulsions | | 耳鳴り | tinnitus (ringing in the ears) |
| てんかん発作 | seizures | | | |
| 意識消失 | loss of consciousness | | 難聴 | difficulty hearing |
| しびれ | numbness | | 見えにくい | difficulty seeing |
| 麻痺 | paralysis | | 目のかゆみ | itchy eyes |
| 吐き気 | nausea | | 歯痛 | toothache |
| 嘔吐（吐く） | vomiting (throwing up) | | 背中の痛み | back pain |
| 胃痛／腹痛 | stomach pain | | 肩の痛み | shoulder pain |
| 下痢 | diarrhea | | 関節の痛み | joint pain |

### 練習してみましょう！

 下線部分の症状を入れ替えて、ご自身の職種や診療科でよく使うフレーズを作成してみましょう。

♪029

・Do you have a <u>cough</u>?
　<u>咳</u>はありますか？

・Do you have <u>diarrhea</u>?
　<u>下痢</u>はありますか？

・Do you feel dizzy?

めまいを感じますか？/ めまいはありますか？

※ feel の後ろには dizzy のような形容詞が入ります。

🐤ご自身の診療科でよく出合う症状について、フレーズを作成してみましょう。

例）Do you have a fever?
　　発熱はありますか？

例）Do you have chest pain?
　　胸の痛みはありますか？

・Do you have ＿＿＿＿＿？
（あなたは）＿＿＿＿はあります
か？

| 発熱 | fever |
|---|---|
| 頭痛 | headache |
| | |
| | |
| | |
| | |

🐰 fever や cough、headache などの症状には冠詞の a がつきます。

## 体のパーツ

| 頭 | head | 背中 | back |
|---|---|---|---|
| 耳 | ears | 腰 | lower back |
| 目 | eyes | お尻 | buttocks/backside |
| 鼻 | nose | 腕 | arms |
| 口 | mouth | 肘 | elbows |
| 喉 | throat | 手 | hands |
| 首 | neck | 指 | fingers |
| 胸 | chest | 脚 | legs |
| お腹 | stomach/abdomen | 膝 | knees |
| おへそ | navel/belly button | 足 | feet |
| 鼠径部 | groin | 趾 | toes |

🎵030

🐤お尻は hip ではなく buttocks/backside です。

3

診療英会話の英単語

## 検査

| | | | |
|---|---|---|---|
| 血液検査 | blood test | 超音波検査（エコー） | ultrasound/echo |
| 尿検査 | urine test | CT検査 | CT scan |
| 便検査 | stool test | 造影CT検査 | CT scan with contrast/contrast enhanced CT |
| 細菌検査 | bacterial test | MRI検査 | MRI |
| ウイルス検査 | viral test | 上部内視鏡検査 | upper endoscopy |
| 抗原検査 | antigen test | 大腸内視鏡検査 | colonoscopy |
| PCR検査 | PCR test | | |
| レントゲン（X線検査） | X-ray | | |
| 心電図検査 | electrocardiogram (ECG、EKG) | | |
| 心臓カテーテル検査 | cardiac catheterization | | |

♪031

 アメリカでは心電図はEKGと呼ぶのが一般的です。

## 治療・処置ほか

| | | | |
|---|---|---|---|
| 注射 | injection/shot | 浣腸 | enema |
| 点滴 | intravenous (IV) drip/infusion/IV treatment | 縫合 | stitch up/suture |
| 抗菌薬の点滴 | antibiotic drip/IV of antibiotics | ギプスをつける | put a cast on |
| 筋肉内注射 | intramuscular injection | 手術 | operation/surgery |
| 皮下注射 | subcutaneous injection | 内視鏡手術 | endoscopic surgery |
| ネブライザー | nebulizer | 入院 | hospitalization/admission |
| 酸素療法 | oxygen therapy | 退院 | discharge |
| | | 他院への紹介 | referral to another hospital |

♪032

## 処方

| 処方箋 | prescription |
|---|---|
| 経口薬 | oral medication |
| 外用薬 | topical medication |
| 自己注射 | self-injection |
| 錠剤 | tablets |
| カプセル | capsules |
| 散剤（粉薬） | powders |
| シロップ | syrups |
| 坐薬 | suppositories |

| 点眼薬 | eye drops |
|---|---|
| 点鼻薬 | nasal drops |
| 点耳薬 | ear drops |
| 軟膏 | ointments |
| クリーム | creams |
| ローション | lotions |
| 貼付薬 | patch |
| 吸入器 | inhaler |
| 経口避妊薬 | the pill |

033

※代表的な英単語のみ音声対応しています。

"the pill" のほかにも "oral contraceptives" や "birth control pill" などの呼び方もあります。

## 使用法

| 食前 | before meals |
|---|---|
| 食後 | after meals |
| 食間 | between meals |

| 1日1回 | once a day |
|---|---|
| 1日2回 | twice a day/twice daily |
| 1日3回 | three times a day |
| 必要に応じて | as needed |

034

### 練習してみましょう！

下線部分を入れ替えて、診療に必要なフレーズを作って練習してみましょう。よく使う薬剤は、英文作成して練習しておくとよいでしょう。

035

・Please take this medicine <u>before meals</u>.
　この薬は<u>食前</u>に服用してください。

・Please take these medications <u>three times a day after meals</u>.
　この薬は<u>1日3回食後</u>に内服してください。

## アレルギー

 アレルギーは多くの職種や診療科にかかわる内容です。食物アレルギー、花粉症、アナフィラキシーについては 第2章-3 〈p48〉（アレルギーに関する頻出単語）を参照ください。

♪036

| 食物アレルギー | food allergies |
|---|---|
| 卵 | eggs |
| 牛乳 / 乳製品 | milk/dairy products |
| 小麦 | wheat |
| エビ | shrimp |
| カニ | crab |
| 貝 / 甲殻類 | shellfish |
| 木の実 | tree nuts |
| クルミ | walnuts |
| カシューナッツ | cashew nuts |
| アーモンド | almonds |
| ピーナッツ | peanuts |
| 大豆 | soybeans |
| 蕎麦 | buckwheat (soba) |
| 果物 | fruit |

| 蜂 | bees |
|---|---|
| ダニ | mites |
| 猫 | cats |
| 犬 | dogs |
| 花粉 | pollen |
| ラテックス | latex |
| 造影剤 | contrast media/ contrast dye |
| 抗菌薬 | antibiotics |
| ペニシリン | penicillin |

### 練習してみましょう！

 下線部分のアレルギーの食物名を入れ替えて、診療に必要なフレーズを作って練習してみましょう。

♪037

- Do you have any allergies?
- Are you allergic to anything?
  何かアレルギーはありますか？
- I have an egg allergy.
- I am allergic to eggs.
  たまごアレルギーがあります。

### 🫛 豆知識

　動物を表すときは可算（数えられる）名詞ですが、「動物の肉」を表すときは不加算名詞になります。
　たとえば、「鶏が好き！」というときは、"I like chicken**s**." になりますし、「鶏肉が好きです」というときは、"I like chicken." になります。そのため、「鶏肉にアレルギーがあります」というときは、"I'm allergic to chicken." となります。
　「猫が好きです！」と言いたいときに "I like cat !" と言ってしまうと、「猫肉が好き」と聞こえてしまうかも…"I like cat**s**." と伝えましょう。

## 痛みの性状

　痛みの表現には個人差があるため、ここではよく使われるものを挙げました。

♪038

| 持続痛 | constant pain | 激しい痛み | severe pain |
|---|---|---|---|
| 間欠痛 | intermittent pain | 鋭い痛み | sharp pain |
| 急性の痛み | acute pain | 鈍い痛み | dull pain |
| 慢性の痛み | chronic pain | 刺すような痛み | stabbing pain |

### 練習してみましょう！

　下線部分を入れ替えて、診療に必要なフレーズを作って練習してみましょう。

・It's a <u>sharp</u> pain.
　鋭い痛みです。

♪039

🐥 ache はどちらかというと慢性、鈍い痛みを表します（headache など）。
🐥 pain は付け加える単語によってさまざまな痛みの種類を表現できます。

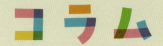

## たまごからにわとりへ

　私が英語診療を始めたのは、沖縄に移住した数年前からです。
　沖縄には多くの外国人が滞在し、クリニックを受診される外国人患者さんもいるため、必要に迫られて手探りで始めたという状況でした。もともと英会話自体が苦手だったため、「挨拶はハローでいいかな。最後はグッバイかな」というレベルです。
　はじめの頃は、クリニックが提携するオンラインの通訳サービスを利用していましたが、少し慣れてきてからは主に、「Google 翻訳」を用いて診療をしていました。

　英語診療として取り組んだのは、「翻訳ツールを使いながらでも英語診療を続ける」ことと、「次回の診察では、新しい単語やフレーズを 1 つ言えるようにする」ということでした。
　私が英語診療に取り組み始めてからのレベルの移り変わりは、下記のようなものでした。

**レベル🥚→🐤**
　翻訳ツールを利用しながら診療を始めました。あいさつだけは自分の言葉で伝えようと、はじめに "Hello." 最後に "Please take care." と笑顔で声かけすることを心掛けました。

**レベル🐤**
　"How have you been?" など、再診時の声かけができるようになりました。

**レベル🐤**
　その次に、あいづちの練習をしました。黙ってうなずくだけや "Yes, Yes" と連呼するのを卒業でき、会話がスムーズになってきました。それ以外はまだ翻

訳ツール頼りでした。

レベル🐧

　経過良好の患者さんに"I'm glad to hear that!（それは良かったですね）"と笑顔で伝えられるようになりました。

レベル🐧

　つらい思いをしている患者さんに、"That must be tough."　"I'm sorry to hear that."などの声かけができるようになりました。表情や抑揚をつけて、感情を込めて伝えられるようになりました。

レベル🐧

　診療でよく使う英語フレーズを練習し、診療の流れに沿って会話を組み立てられるようになりました。

レベル🐣

　オンライン英会話や英語動画などを利用し、ネイティブの会話のスピードに慣れる取り組みをしました。まだまだペラペラには程遠いですが、翻訳ツールを手放して診療できるようになってきました。

　英語対応に慣れていない頃は、英語フレーズをせっかく覚えても、実際の診療では緊張して単語しか出てこないということもよくありました。おかげでジェスチャーだけは上手になりました。

　けれど、伝えられずにもどかしい思いをした言葉は記憶に残りやすいようで、次の診療では生かすことができるようになりました。しばらくは翻訳ツール頼りでしたが、話せる英語フレーズが1つずつ増えると、診療に少しずつ余裕が出てきました。

　「これだけは伝えられる！」というフレーズや言葉があると「なんとか診療できる」という自信につながります。私はこれを"お守りフレーズ"と呼んでいますが、"I'm glad to hear that!"は、今でも私の大切なお守りフレーズです。

　このような取り組みを根気強く続けていると、英語がまだたどたどしいときでも「ここは comfortable（快適）なオフィスだ」と褒めてもらえたり、口コミで患者さんを紹介してもらえたりするようになりました。

　「英語でも診療ができるように、最近勉強を始めたんです」と伝えると「ありがとう！すごい！」と満面の笑みで応援してくれた外国人患者さんもいまし

た。英語教師をしている患者さんに「前に受診したときよりも、英語がどんどん聞き取りやすくなっていますよ。すごく上達していますよ」と勇気づけてもらったりもしました。

「ペラペラに話せる英語力」がなくても、地道に取り組んでいけば患者さんは見ていてくれるんだなと実感したエピソードです。

英語診療に慣れるまでは、もちろん翻訳ツールを使いながらでいいと思います。ある程度力がつくと、自転車の補助輪のように、少しずつ手放せるようになっていきます。

# 第3章

# 診療英会話：実践編
# ～英語診療フレーズ集～

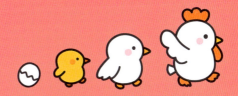

# 外来における英語診療の流れ

　医師の診察は、最初のあいさつ（診察開始）、病歴聴取（問診）と身体診察、検査や治療などの説明、最後のあいさつ（診察終了）という流れになります。あいさつや病歴聴取などをまとめて「医療面接」という場合もあります。実際の外来診療では、医師の診察のほかに、受け付け対応や検査、処置の補助など、多くの医療スタッフが連携して患者さんをサポートしています。本章では外来診療の流れに沿って、実践的なフレーズを多数掲載しました。ご自身の職種や各診療科に該当する部分を参照ください。

　入門書のため、基礎的な表現を中心に掲載しています。診療科によって不足しているところがあれば、 参考資料 をご確認ください。

　本書はアメリカ英語で表記しています。また、日本語は実際の診療で生かせるように、わかりやすく意訳している部分もあります。言い換えはいろいろありますので、あくまで一例として勉強に役立ててください。

☑ 英文中の / は言い換え可能です。
☑ 下線は他の言葉に入れ替え OK です。
☑ 英文中の（　　）内は省略可です。
☑ * は同じような表現の文章です。
☑ QR コードから英語音声を確認できます。言い換え（/）などがある場合は、代表的なフレーズを音声として採用しています。
　例）Please have/take a seat. の場合は、Please have a seat. という音声になります。
☑ 対訳は意訳している部分もあります。

> 実践的なフレーズを、多数掲載しました。ご自身がどのあたりまで進んでいるのかがわかるように模式図も入れていますので、学習の参考にしてください。

# 0 外来における英語診療の流れ

| | | |
|---|---|---|
| | 診察前：受付対応 | |
| 診察室 | a. 最初のあいさつ | あいづち |
| | b. 主訴を聞く | |
| | c. 現病歴を確認する | |
| | d. 既往歴・手術歴・服薬歴などを確認する | |
| | e. 家族歴を確認する | |
| | f. 社会歴・生活歴を確認する | |
| | g. システムレビューと病歴のまとめ | |
| | h. 身体診察 | |
| | i. 検査と結果、今後の方針の説明 | 共感 |
| | j. 治療・処置 | |
| | k. 処方の説明 | 傾聴 |
| | l. 次回の予約・再診の説明 | |
| | m. 終わりのあいさつ | |
| | n. 検査室や処置室での声かけ | |
| | 診察後：受付対応・会計 | |

61

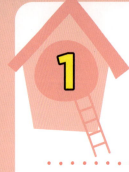

# 1 診察前：受付対応

受診された患者さんへの声かけです。予約状況や名前、生年月日、保険証や紹介状の確認などを行います。英語対応が難しいときや相手の英語が聞き取れないときは、無理をせず翻訳ツールを利用してOKです 4章-3参照 。診察前検査がある場合や、先にバイタルサインを測定するときの英語表現も掲載しています。便利なフレーズが多いので、そのまま覚えておくと役立ちます。

## 受付での対応

♪040

- こんにちは。今日はどうなさいましたか？/今日はどうされましたか？
  おはようございます〈朝〉。
  こんにちは〈午後〉。
- 予約はされていますか？

- *Hello, how can I help you?
- *Good morning, how can I help you?
- *Good afternoon, how can I help you?
- Do you have an appointment?

 病院の予約は appointment です。（Reservation ではありません）

- このクリニック / 病院は初めてですか？
- このクリニック / 病院を以前に受診したことがありますか？

- Is this your first visit to this clinic/hospital?
- Have you ever visited this clinic/hospital before?

- お名前をお伺いしてもよろしいでしょうか？
- お名前と生年月日をお伺いしてもよろしいでしょうか？
- （他のクリニック/病院/医師からの）紹介状をお持ちですか？
- 健康保険証をお持ちですか？
- 診察券を確認させていただいてもよろしいでしょうか？

- May I ask your name?
- May I ask your name and date of birth?
- Do you have a referral letter (from another clinic/hospital/doctor)?
- Do you have your health insurance card?
- May I have a look at/check your patient ID card?

診察券は patient ID card でも伝わるようです。

- 診察券を自動チェックイン機に挿入してください。
- このフォームにご記入ください。
- この問診票にご記入いただけますか？
- 記入し終わったらお知らせください。

- Please insert your patient ID card into the machine to check in.
- Please fill out this form.
- Could you fill out this medical history form?
- After you're done with it, please let us know.

事前に英語の問診票を準備しておくとことをお勧めします。
第5章-2〈p165〉（医療英語の本をいろいろ購入したけれど〜）や 参考資料 を参照ください。

- お名前を呼ばれるまで、あちらに座ってお待ちください。
- 待合室でお待ちください。
- まもなくお呼びします。（呼ばれます）
- 順番になりましたらお呼びします。（呼ばれます）
- 5番診察室の前でお待ちください。
- 受付番号が表示されたら入室してください。

- Please have/take a seat over there and wait until we call your name.
- Please wait in the waiting room.
- You will be called in a moment.
- You will be called when it is your turn.
- Please wait in front of examination room number 5.
- Please enter the room when your number is displayed.

### 診察前にバイタルサインを測定するとき（バイタルチェック）

♪041

- 熱があるかどうか確認しましょう。
- （この体温計で）体温を測っていただけますか？
- おでこ / 手首で体温を測らせてください。

- 脈を測ります。
- 血圧を測ります。
- 血圧は安定しています。
- 血圧は 120/80 です。

- Let's see if you have a temperature.
- Could you take your temperature (using this thermometer)?
- Please let me check your temperature on your forehead./on your wrist.

- I'm going to take/check your pulse.
- I'm going to take your blood pressure.
- Your blood pressure is stable.
- Your blood pressure is 120 over 80.

 Blood pressure (BP) 120/80 は "one twenty over eighty" と読みます。

- 正常範囲内ですよ。
- It's just within the normal range.

### 診察前に血液検査のオーダーがあるとき（診察前検査）

♪042

- 診察前に採血が必要ですので、採血室に行ってください。
- 診察前に採血室で採血をしてきてください。

- *Before the examination, you will need to have a blood test, so please go to the blood collection room.
- *Please go to the blood collection room for a blood test before the examination.

 診察前に、バイタルサインを測定しながら病歴を聴取する施設もあります。その場合は 第3章-3 などを参照ください。

# 2 診察室：a. 最初のあいさつ

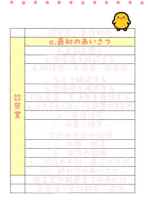

　診察を始める前には、あいさつをして名乗りましょう。初診では、患者さんの名前や付き添いの方の関係などを確認します。再診時のあいさつや翻訳ツールを利用するときのフレーズも掲載しています。

## 自己紹介、患者さんの名前を確認する

♪043

[患者さんを診察室に呼び入れるとき]
- ブラウンさん、2番診察室にお入りください。／どうぞお入りください。

Mr./Ms. Brown. Please come into room number 2./ Please come in.

[個室や隔離室などに患者さんが待機しているとき]
- 入ってもいいですか？
- 今よろしいでしょうか？

- May I come in?
- Are you okay now?

- こんにちは、担当の鈴木です（医師の鈴木です）。どうぞお座りください。

- *Hello, I'm Dr. Suzuki. Please have/take a seat.

- はじめまして。医師の鈴木です。本日担当します（本日担当の医師の鈴木です。）

[小児科]
- こんにちは、医師の鈴木です。お子さんを担当します。

- お名前を確認させていただいてもよろしいでしょうか？

- *Nice to meet you. I'm Dr. Suzuki. I will be your doctor today.

- Hello, I'm Dr. Suzuki. I'll be taking care of your child.

- May I confirm your name?

名前を確認した後は、"Thank you,（相手の名前）"と伝えると丁寧です。

[呼ばれたい名前を確認する]
- 何とお呼びしたらいいでしょうか？

- 息子さん/娘さんを何とお呼びしたらいいでしょうか？

- *What should I call you?
- *What would you like to be called?
- What should I call your son/daughter?

確認した名前はカルテに記載しておくと、再診時などにも呼びやすいです　コラム〈p192〉（赤ちゃんや小さいお子さん〜）参照。

[付き添いの方がいるときは、患者さんとの関係を確認する]
- 患者さんとのご関係を教えていただけますか？
- 患者さんとはどのようなご関係でしょうか。

- Could you please tell me your relationship with the patient?
- How do you know the patient?

## 再診時のあいさつ

♪044

- ブラウンさん、こんにちは。前回の診察の後、体調（調子）はいかがですか？
- 調子はいかがですか？

- 今日の体調（調子）はいかがですか？

- またお会いできて嬉しいです。

- *Hello, Ms./Mr. Brown, how have you been doing since your last visit?
- How have you been?

- *How are you doing today?
- *How are you feeling today?
- Nice to see you again.

[小児科]
- 彼 / 彼女の体調はいかがですか？
- 前回の診察の後、彼 / 彼女の体調（調子）はいかがですか？

- How is he/she feeling today?
- How has he/she been doing since the last visit?

「小児科」のフレーズは小児科以外でも、介護（介助）が必要な患者さんの診療にも有効です。

## 翻訳ツールを使いたいとき

♪045

- 診察中に翻訳ソフトを利用してもよろしいでしょうか？
- ご質問があれば、お気軽に（遠慮なく）お尋ねください。

- May I use translation software during this medical examination?
- If you have any questions, feel free to ask me.

翻訳ツールについては 第4章 -3 を参照ください。

### 会話例：名前を確認する流れ

♪046

医師：こんにちは。医師の鈴木です。お名前を確認させていただいてもよろしいでしょうか。

患者：こんにちは。名前はメアリー・ジョーンズです。

医師：ありがとうございます、ジョーンズさん。どうぞお座りください。今日はどうされましたか？

Doctor (Dr.)：Hello. I'm Dr. Suzuki. May I confirm your name?

Patient (Pt.)：Hello. My name is Mary Jones.

Dr.：Thank you, Ms. Jones. Please have/take a seat. What brings you here today?

# 3 診察室：b. 主訴を聞く

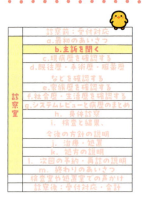

あいさつの後に、主訴を聞きましょう。主訴とは、患者さんが訴える主な症状や困りごとを指します。医療機関によっては、医師の診察前に問診が行われている場合もあります。問診内容を確認しながら、さらに情報を深掘りしていきましょう。

## 診察室で主訴を聞くとき

047

- 今日はどうされましたか？

- *What brings you here today?
- *How can I help you today?
- *What can I do for you today?

- （主訴が複数あるとき）特に気になるのはどのようなことですか？

- *What concerns you most today?
- *What is your primary concern today?

## 診察前に問診票記載や病歴聴取がされているとき

♪048

- お聞きしたところによると（提供してくださった情報によると）、熱と腹痛があるとのことですね。詳しく教えていただけますか？
- カルテによると、熱と咳が続いているとのことですが、それでよろしいでしょうか。

［小児科］
- お子さんが熱と咳があると聞きましたが、それでよろしいでしょうか。

- According to the information you provided, you have a <u>fever</u> and <u>abdominal pain</u>. Could you tell me more about it?
- According to your medical chart, you have a <u>fever</u> and <u>persistent cough</u>. Is that correct?/right?
- I heard that your child has a <u>fever</u> and <u>cough</u>, is that right?

### 豆知識

英語診療に慣れないうちは以下のようなフレーズを伝えがちですが、いずれも失礼に聞こえる表現ですので、控えるようにしましょう。日本語訳は意訳です。
"Why did you come today?"（何しに来たの？）
"What's wrong with you?"（どうしたんだ？）
"What's your problem?"（何が問題なの？）
"Do you have any diseases?"（何か病気持ってる？）

# 4 診察室：c. 現病歴を確認する

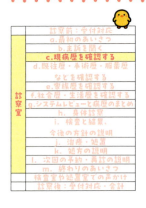

現病歴（history of present illness）を確認します。ここでは、前項 b で聞いた主訴について、より詳しく情報収集していきます。

前半では、外来診療でよく出合う痛み（頭痛、胸痛、腹痛）をモデルに病歴聴取を進めています。痛みの性状や部位、タイミング、重症度や増悪要因、随伴症状（他にどのような症状があるか）などを詳しく聴取します。質問を一方的に続けると、尋問のように聞こえることもあります。傾聴し、あいづちや共感を示しつつ、患者さんが話しやすいよう配慮しましょう 第4章-1参照 。

後半には、その他さまざまな主訴に対応した全身の症状確認のフレーズをまとめました。ご自身の職種や診療科で必要なフレーズは繰り返し練習しましょう。使えるフレーズを増やしたいときは、 参考資料 も参照ください。

---

**主訴をより深めて聞きたいとき**

 049

- 症状について詳しく教えてください。

- *Please tell me more about your symptoms.
- *Please tell me more about that.
- *Could you describe your symptoms in more detail?

これらは open-ended question（オープンクエスチョン）と言われるもので、患者さんが自由に答えやすい質問になります。

## 症状を具体的に確認する

♪050

- 痛みはいつ始まりましたか？
- 胸の痛みはいつ始まりましたか？
- それ（その痛み）はいつ始まりましたか？

- どこが痛いですか？
- どこが痛いのか教えていただけますか？
- 痛みを感じる場所を正確に教えてください。
- 痛みはどこから始まりますか？

- 痛みはどんな感じですか？

- 痛みを説明していただけますか？（鋭い、鈍い、焼けるような感じなど）

- 痛みは（どこかに）移動しますか？

- 痛みは放散したり移動したりしますか？

- 痛みを10段階で評価するとします。1から10の段階で、痛みが一番強い状態を10だとすると、あなたの痛みはどのくらいですか。
- 痛みはどのくらいですか？

- When did the pain first begin?
- When did your chest pain first begin?
- When did it start hurting?

- Where does it hurt?
- Could you tell me where it hurts?
- Please show me exactly where you feel the pain.
- Where does the pain start from?

- *What does the pain feel like?
- *What is the pain like?
- Could you describe your pain? (such as if it's sharp, dull, burning?)

- Does your pain move/travel anywhere?
- Does it radiate or travel?

- On a scale of 1 to 10, with 10 being the worst, how would you rate your pain?

- Could you rate your pain?

- 痛みが始まったときに何か（特別なことを）していましたか？
- 痛みの始まりに関連する出来事や活動はありますか？

- 症状はどのくらい続いていますか？

- 痛みが始まってから強くなったり弱くなったりしましたか？
- 痛みは持続しますか？（続いていますか？）

- Were you doing anything in particular when the pain began?
- Do you associate any events or activities with the onset of the pain?

- How long have you had these symptoms?

- Has the pain become more or less intense since it began?
- Is the pain constant?

患者さんの回答は、No, it comes and goes.（いいえ、出たり引いたりします／ときどき痛みが出ます）などがあるでしょう。

- 痛みを和らげる（悪化させる）原因や心当たりはありますか？
- 一番楽な姿勢は？

- あなたの周りに同じような症状の人はいますか？
- あなたの周りに同じような症状がある人、またはあった人はいますか？

- What makes your pain better/worse?
- What is the most comfortable position for you?

- Does anyone around you have similar symptoms?
- Is there anyone around you that has or has had similar symptoms?

### 🐣会話例：痛みを確認する流れ

♪051

患者：痛みは良くなったり悪くなったりします。
医師：痛みを1から10で評価すると、何点ですか？
患者：7だと思います。
医師：痛みを説明していただけますか？
（痛みについて教えてください）
患者：鋭い痛みです。

Pt.：The pain gets better and worse.
Dr.：On a scale of 1 to 10, how would you rate your pain?
Pt.：I would say a 7.
Dr.：Could you describe your pain?

Pt.：It's a sharp pain.

**4 診察室：C. 現病歴を確認する**

### 随伴症状：関連する症状がないかを確認する

♪052

- 他に症状はありますか？
- 他に何か気づいた症状はありますか？（たとえば、咳が出る、ゼイゼイする、腹痛があるなど）
- 吐き気はありますか？嘔吐はありますか？
- 呼吸困難はありましたか？
  （呼吸が苦しくなったりしましたか？）

- Do you have any other symptoms?
- Have you noticed any other symptoms? (such as cough, wheezing, stomach pain, etc?)
- Any nausea? Any vomiting?

- Have you had any difficulty breathing?

## 以前にも同じような症状があったかを確認する

♪053

- このような症状は初めてですか？
- これまでにも（以前にも）同じような症状がありましたか？

- Is this your first time?
- *Has anything like this happened before?
- *Have you had any similar symptoms before?

same だと「同じ症状」になるので、similar のほうが患者さんは答えやすいかもしれません。

- このような胸の痛みを最初に経験したのはいつですか？
- 今回のエピソード（症状）は前回とどう違いますか？
- 最初のエピソード（症状）の後、どのくらいの頻度で胸の痛みを経験しましたか？
- 過去に胸の痛みを和らげるのに役立ったことはありますか？

- When did you first experience this kind of chest pain?
- What makes this episode different from the previous one?
- Since that first episode, how frequently have you experienced chest pain?
- Has anything helped to relieve your chest pain in the past?

## 全身の症状を確認するときに便利なフレーズ

全身の症状を確認できるよう、体の部位ごとにフレーズをまとめました。

### 頭頸部

♪054

- 頭痛はありますか？
- 頭痛はいつ始まりましたか？
- ズキズキする痛みですか？それとも鋭い痛みですか？

- Do you have a headache?/headaches?
- When did the headache(s) start?
- Is it a throbbing pain? Or a sharp pain?

第3章-4〈p71-72〉参照

- めまいを感じますか？
- けいれん / てんかん発作を起こしたことがありますか？

- 喉が痛いですか？
- 飲み込みにくさはありますか？
- 声がかすれますか？

- Do you feel dizzy?
- Have you ever had convulsions/seizures?

- Do you have a sore throat?
- Do you have difficulty swallowing?
- Is your voice hoarse?

> hoarse はかすれた声です。horse（馬）とは発音は一緒ですが、意味は異なります
> コラム〈p152〉（英語診療では、こんな勘違いも！）参照

- 首にしこりや腫れはありますか？
- それ（しこり / 腫れ）は大きくなってきましたか？
- 以前より大きくなりましたか？

- Do you have any lumps or swelling in your neck?
- *Has it been getting bigger?
- *Has it increased in size?
- *Is it bigger than before?

鼻

♪055

- 鼻づまりや鼻水はありますか？
- 鼻血は出やすいですか？
- 花粉症はありますか？

- Do you have a stuffy or runny nose?
- Do you get nosebleeds easily?
- Do you have hay fever?

耳

♪056

- 耳の状態（具合）はどうですか？聞こえにくかったり、耳の痛みがあったりしますか？
- 耳だれはありますか？

- How are your ears? Do you have difficulty hearing or ear pain?
- Do you have any discharge from your ears?

4 診察室∵C. 現病歴を確認する

## 目

♪057

- 目の状態（具合）はどうですか？
目の痛みはありますか？
- 視力はどうですか？見えにくさはありますか？
- よく見えますか？
- 普段、コンタクト/眼鏡をしていますか？
- 目の痛みやかゆみはありますか？
- 目ヤニはありますか？（出ますか？）

- How are your eyes? Do you have any eye pain?
- How is your vision? Are you having any difficulty seeing?
- Can you see well?
- Do you usually（normally/regularly）wear contacts/glasses?
- Do you have sore or itchy eyes?
- Do you have any discharge from your eyes?

## 歯

♪058

- 歯の痛みはありますか？
- 歯の痛みはいつからありますか？

- Do you have a toothache?
- When did your toothache start?

親知らずは wisdom tooth/teeth です。

## 胸部

♪059

- 熱や呼吸困難感はありますか？
- 咳はありますか？
- 乾いた咳ですか、湿った（痰がある）咳ですか？
- 痰は出ますか？

- Do you have a fever or trouble breathing?
- Do you have a cough?
- Is it a dry cough or a wet cough?
- *Do you cough up any phlegm?
- *Are you coughing up phlegm?

- 痰はどんな色ですか？
- What color is your phlegm?

痰は sputum ではなく phlegm のほうが伝わりやすいです。

- 喘息はありますか？
- 朝方に咳が出ますか？
- 運動すると咳が出ますか？
- 息切れがありますか？
- 息切れを感じますか？

- Do you have asthma?
- Do you cough in the morning?
- Do you cough when you exercise?
- Do you have shortness of breath?
- Do you feel short of breath?

- 胸の痛みはありますか？
- それを感じ始めたのはいつ頃からですか？
- これまでに胸の痛みを感じたことがありますか？

第3章-4〈p71-72〉参照

- Do you have chest pain?
- When did you start to feel it?
- Have you ever had chest pain before?

- 食後に胸焼けがすることはありますか？

- Do you ever get heartburn after eating?

- 動悸を感じますか？（心臓がどきどきするような感じはしますか？）
- 脈（心拍）が速かったり、不規則だったりしますか？
- 動くと動悸がしますか？

- Does your heart feel like it's racing?
- Is your heartbeat fast or irregular?
- Does your heart race when you move?

- 胸がしめつけられるような感じがしますか？
- 不整脈だと言われたことはありますか？
- 不整脈と診断されたことはありますか？

- Do you feel a tightness in your chest?
- Have you ever been told you have an irregular heartbeat?
- Have you ever been diagnosed with an irregular heartbeat?

- 胸（乳房）にしこりを感じたことがありますか？

第3章-4〈p74〉（頭頸部）参照

- Have you felt a lump in your breast?

4　診察室‥C. 現病歴を確認する

## 腹部

 060

- 胃 / お腹の痛みはありますか？
- それ（胃 / お腹の痛み）はいつから始まりましたか？
- どのあたりが痛いですか？
- 痛みは移動しますか？
  第 3 章 -4〈p71-72〉参照
- 昨日は排便がありましたか？

- 1 日に何回排便がありますか？

- 便秘はありますか？
- 下痢をしていますか？
- 便はどんな色ですか？
- 便に血は混じっていますか？
- 吐き気や嘔吐はありましたか？

- 食欲はありますか？食事はとれていますか？
- 水分は十分に摂れていますか？

- *Do you have stomach pain?
- *Do you have stomach aches?
- When did it start?

- Where does it hurt?
- Does it move anywhere?

- Did you have any bowel movements yesterday?
- How many bowel movements do you have per day?
- Are you constipated?
- Do you have diarrhea?
- What is the color of your stool?
- Is there any blood in your stools?
- Have you had any nausea or vomiting?
- Do you have an appetite? Are you able to eat?
- Are you drinking enough water?

## 神経

 061

- めまい（ふらつき）がしますか？
- けいれん / てんかん発作を起こしたことがありますか？
- 意識を失ったことがありますか？

- Are you feeling dizzy?
- Have you had any convulsions/seizures?
- Have you ever lost consciousness/passed out/fainted?

78

- 手や足に力が入らないですか？
- 手や足にしびれやむくみはありますか？

- Do you have weakness in your arms or legs?
- Do you have numbness or swelling in your hands or feet?

## 内科系全般（内分泌や血液なども含む）

♪062

- 顔色が悪かったり疲れやすかったりしますか？
- 熱が続いていますか？
- 最近、体重や食欲に変化はありましたか？
- 発汗量が増えたと感じますか？（汗をかきやすくなりましたか？）
- 喉が渇きやすいですか？
- 最近、いつもより水を飲む量が増えましたか？
- 疲れやすいですか？
- 足はむくんでいますか？
- 顔のむくみはいつから始まりましたか？

- Do you get pale or get tired easily?
- Do you have a persistent fever?
- Have you had any changes in your weight or appetite recently?
- Have you noticed any increased sweating?
- Do you get thirsty easily?
- Have you been drinking more water than usual recently?
- Do you get tired easily?
- Are your legs swollen?
- When did the facial swelling start?

- 首／乳房／皮膚／おなかにしこりや腫れはありますか？
- それ（しこり／腫れ）は大きくなってきましたか？
- 以前より大きくなっていますか？

- Do you have lumps or swelling in your neck/breast/skin/abdomen?
- *Has it been getting bigger?
- *Has it increased in size?
- Is it bigger than before?

## 整形外科

♪063

- 関節 / 背中に痛みはありますか？
- 脚（足）の痛みはいつからですか？
- 右脚のどのあたりが痛いですか？

- 歩けますか？
- 歩くと痛みますか？
- 右脚にしびれがありますか？

- ここを押すと / 触ると痛いですか？
  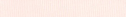
- 右足首をひねったときに、熱感や腫れはありましたか？

- 怪我や事故にあったことがありますか？

- Do you have any pains in your joints/your back?
- When did your leg pain start?
- Where does it hurt in your right leg?
- Can you walk?
- Does it hurt when you walk?
- Do you have numbness in your right leg?
- Does it hurt when I press/touch here?
- Did you notice any warmth or swelling when you twisted your right ankle?
- *Have you had an injury or accident?
- *Have you ever been injured or in an accident?

## 産婦人科

♪064

- 生理（月経）についてお聞きします。
- 生理中ですか？
- 生理中に強い（激しい）痛みがありますか？
- 生理の周期は規則的ですか？
- 生理の量や痛みに変化はありますか？

- I'd like to ask about menstruation.
- Are you on your period?
- Do you have severe pain during your period?
- Are your menstrual cycles regular?
- Have you had any changes in your menstrual flow or（menstrual）pain?

「月経量が多い」は "heavy (menstrual) flow"、「月経量が少ない」は "light flow" です。

- 不正性器出血はありますか？
- 腟のかゆみや発疹はありますか？
- おりものはどうですか？
- おりものの量、色、においに変化はありますか？ 第3章-4〈p82〉（性行為感染症）参照

- 妊娠したことはありますか？

- 現在妊娠している可能性はありますか？

- 最後（前回）の生理はいつでしたか？

- Do you have irregular vaginal bleeding?
- Do you have vaginal itching or rash?
- How is your vaginal discharge?
- Has there been any changes in the amount, color, or smell of your vaginal discharge?

- Have you ever been pregnant before?
- Is there any possibility that you may be pregnant now?
- *When was your last（menstrual）period?
- *When was your last menstruation?

## 泌尿器科

065

- 1日に何回トイレに行きます？

- 排尿時に痛みはありますか？
- 尿の色は（何色ですか）？
- 夜中にトイレ（に行くため）に起きますか？

- 最近、尿量やトイレの回数（排尿回数）に変化がありましたか？

- 残尿感はありますか？

- How many times a day do you go to the bathroom/restroom?
- Do you have pain when urinating?
- What color is your urine?
- Do you get up in the middle of the night to go to the bathroom/to urinate?
- Have you noticed any recent changes in the amount or frequency of your urination?
- *Do you feel you still need to urinate？
- *Do you have a sensation that you have urine left?

4 診察室…C・現病歴を確認する

## 性行為感染症

066

- いくつか個人的な質問をさせていただきます。これらは治療に必要なことです。
- 個人的な質問になりますが、これらは治療に必要なことです。

- 性生活についてお聞きします。
- 現在、性生活（性行為）をしていますか？
- 複数のパートナーがいますか？
- 性感染症にかかったことがありますか？
- ペニスのかゆみや痛み、発疹はありますか？

第3章-4〈p80〉（産婦人科）参照

- *I am going to ask you some personal questions. These are necessary for your (medical) treatment.
- *I am going to ask you some questions. These are personal questions, but they are necessary for your treatment.
- I'd like to ask you about your sex life.
- Are you currently sexually active?
- Do you have multiple partners?
- Have you ever had a sexually transmitted disease?
- Do you have itching, pain or rash on your penis?

## 皮膚

067

- じんましんはいつからありますか？（どのくらい続いていますか？）
- じんましんは出たり消えたりしますか？
- かゆみはありますか？
- じんましんが出る前に何か食べましたか？
- 乾燥肌ですか？
- あざができやすいですか？
- ほくろの大きさや形に変化はありますか？

- How long have you had the hives?
- Do the hives come and go?
- Are they itchy?
- Did you eat anything before the hives appeared?
- Do you have dry skin?
- Do you bruise easily?
- Has the size or shape of the/your mole changed?

**精神・心理**

♪068

- 最近ストレスが多いですか？
- 感情面や精神面で何か問題を抱えたことはありますか？
- 最近、夜ぐっすり眠れていますか？
- 食欲や体重に変化はありましたか？

- Have you been under a lot of stress lately?
- Have you ever had any issues with your emotional or mental health?
- Recently, have you been able to sleep well at night?
- Have you noticed any changes in your appetite or weight?

※入門書のため、よく使うフレーズを中心に掲載しています。ご自身の診療科のフレーズを追加したいときは、 参考資料 を参照ください。

**4 診察室：C. 現病歴を確認する**

# 5 診察室：d. 既往歴・手術歴・服薬歴などを確認する

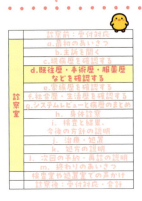

　ここでは、既往疾患や手術歴、服薬歴、アレルギー歴や予防接種歴を確認します。導入として、「それではこれから病歴についてお聞きします」と説明してから質問を始めると、患者さんも答えやすくなります。

## 病歴を確認する

　♪069

- それでは、これまでの疾患（病気）／病歴についてお聞きします。
- Now, let me ask about your previous illnesses/medical history.

 Nowは、話を区切り、次のステップに移るときにも使います。

- 何か持病はありますか？
- これまでに（過去に）大きな病気にかかったことはありますか？

- Do you have any pre-existing conditions?
- *Have you (ever) had any serious illnesses before?
- *Have you had any major illnesses in the past?

84

Disease は illness より症状が重い印象です。そのため既往歴を確認するときは illness を使うほうがより幅広く病状を確認できます。

- これまでに喘息と診断されたことはありますか？
- これまでに喘息と言われたことはありますか？

- Have you ever been diagnosed with <u>asthma</u>?
- Have you ever been told that you have <u>asthma</u>?

### 入院歴・手術歴・輸血歴を確認する

♪070

- これまでに（過去に）入院したことがありますか？
- これまでに手術を受けたことはありますか？
- これまでに輸血をしたことがありますか？

- Have you ever been hospitalized before?
- *Have you ever had any surgeries before?
- *Have you ever undergone surgery?
- Have you ever had a blood transfusion?

### 服薬歴を確認する

♪071

- 何か薬を服用していますか？
  （何か薬を飲んでいますか？）
- 現在どんな薬を飲んでいますか？
- 市販薬を飲んでいますか？

- *Are you taking any medication?
- *Are you on any medication?
- *Do you take any medication?
- What medications do you currently take?
- Are you taking any over-the-counter medicine?

市販薬は over-the-counter medicine と言います。

> 日本在住の方で、「お薬手帳」を持参している方には Please show me your "prescription (medication) record."(「お薬手帳」を見せてください。)と聞くと伝わるかもしれません。

"What drugs do you drink?" というと、「どんなドラッグ（薬物）を飲んでいますか？」のように聞こえてしまうこともあります。Drug ではなく、medicine/medication と言うようにしましょう。また、薬を飲むときの飲むも drink ではなく take が伝わりやすいです。

## アレルギー歴を確認する

- アレルギーはありますか？
- 薬のアレルギーはありますか？
- 食べ物や薬にアレルギーはありますか？
- 造影剤のアレルギーがあるかどうかご存じですか？（造影剤のアレルギーはありますか？）

第 2 章 -3 参照

- Do you have any allergies?
- Are you allergic to any medications?
- Do you have any food or medication allergies?
- Do you know if you are allergic to contrast dye?

## 予防接種歴を確認する

 ♪073

- これまでに何の / どんな予防接種を受けましたか？
- 必要な予防接種はすべて受けましたか？
- 受けていない予防接種はありますか？

コラム〈p192〉（赤ちゃんや小さいお子さん～）参照

- What vaccinations/vaccines have you had so far?
- Have you had all the necessary vaccinations/vaccines?
- Are there any vaccinations/vaccines you're missing?

 have のほかに get も使用できますが、どちらかというとくだけた表現のようです。

5 診察室：d. 既往歴・手術歴・服薬歴などを確認する

# 6 診察室：e. 家族歴を確認する

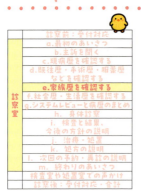

家族歴を確認します。ここでも「それでは、ご家族の健康状態や病歴についてお伺いします」と伝えると、患者さんが答えやすくなります。家族構成については、第3章-7 を参照ください。

## 家族歴を確認する

- それでは、ご家族の健康状態／病歴についてお聞きします。（お伺いします）
- ご家族に同じような症状／病気のある方はいらっしゃいますか？
- ご家族に健康上の問題を抱えている人はいますか？
- ご家族に心臓病、がん、脳卒中の方はいらっしゃいますか？
- ご家族に心臓病、がん、脳卒中などの病気にかかった方はいらっしゃいますか？
- ご両親はご健在ですか？

- Now, let me ask you about your family's health/medical history.
- Does anyone in your family have similar symptoms/illness?
- Does anyone in your family have any health issues?
- Does anyone in your family have heart disease, cancer, or stroke?
- Has anyone in your family ever had any illnesses, such as heart disease, cancer, or stroke?
- *Are your parents still living?
- *Are your parents still with us?

# 7 診察室：f. 社会歴・生活歴を確認する

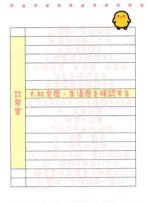

　ここでは、社会歴・生活歴を確認します。家族環境・家族構成や、職業、飲酒や喫煙状況などを確認していきます。外国人患者さんの診療であるため、日本滞在歴や海外渡航歴などについてのフレーズも掲載しています。

## 家庭環境・家族構成を確認する

♪075

- それでは、あなたのライフスタイル（生活歴）についてお聞きしたいと思います。
- それでは、あなた自身について詳しく教えてください。

- 一人暮らしですか？ それとも誰かとお住まいですか？
- 一人暮らしですか？
- ご家族は何人ですか？

- Now, I'd like to ask you about your lifestyle.
- Now, please tell me more about yourself.

- Do you live alone or with someone?
- Do you live by yourself?
- How many people are in your family?

患者さんの回答は、"There are four people in my family."（私の家族は4人です）などがあるでしょう。

89

- 結婚はされていますか？
- お子さんは何人いますか？
- ペットを飼っていますか？

- Are you married?
- How many children do you have?
- Do you have any pets?

### 職業を確認する

 ♪076

- お仕事は何をされていますか？
- What do you do（for a living）？

 What's your job? というと直接的な感じに聞こえます。

### 日本滞在歴や渡航歴を確認する

 ♪077

- 現在日本に住んでいますか？それとも旅行中ですか？
- （現在）どこに住んでいますか？
- ご出身はどちらですか？

- Are you currently living in Japan or traveling?
- Where do you（currently）live?
- May I ask where you are from?

[旅行中の方への質問]
- 日本にどのくらい滞在していますか？
- How long have you stayed in Japan?

[日本に住んでいる方への質問]
- 日本にどのくらい住んでいますか？
- How long have you lived in Japan?

- 最近海外に渡航しましたか？
- Have you been abroad recently?

### 飲酒状況を確認する

 ♪078

- お酒は飲みますか？
- 1日にどのくらいお酒を飲みますか？

- Do you drink (alcohol)？
- How much alcohol do you drink per day?

- 週に何回お酒を飲みますか？
- How many times a week do you drink?

## 喫煙状況を確認する

♪079

- たばこを吸いますか？
- いつからたばこを吸っていますか？（たばこを吸い始めてどれくらいですか？）
- 1日に何箱吸いますか？

- Do you smoke?
- How long have you been smoking cigarettes?
- How many packs of cigarettes do you smoke per day?

## 薬物（違法・娯楽薬物）の使用状況を確認する

♪080

- 娯楽目的の薬物を使ったことがありますか？

- *Do you（ever）use recreational drugs?

## 個人的／宗教的な制限を確認する

♪081

- 個人的または宗教的な食事制限はありますか？
- 私たちに知っておいてほしいことはありますか？
- 私たちに伝えたいことはありますか？

- Do you have any personal or religious dietary restrictions?
- Is there anything you would like us to know about?
- Is there anything you would like to tell us?

> 個人的な嗜好や宗教的な食制限の有無など、何か配慮してほしいことがあるかを確認したいときに役立つフレーズです。

## その他（食生活や運動習慣、趣味など）

082

- 食生活はどうですか？（食生活について説明してください）
- 定期的に運動していますか？
- 趣味は何ですか？

- How would you describe your diet?
- Do you exercise regularly?
- What do you do for fun?

※婦人科歴や性交歴などは、第3章-4 を参照ください。

# 8 診察室：g. システムレビューと病歴のまとめ

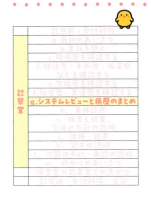

　システムレビュー（review of systems：ROS）とは、患者さんの医療情報を「頭の先からつま先まで」聞き漏らしがないように確認することです。現病歴の「全身の症状を確認するフレーズ」を用いて症状を一つひとつ確認することもできますが、診察時間が短い外来診療では、ここで取り上げるような簡潔な質問が役立ちます。

　病歴のまとめでは、今まで聴取してきた病歴について情報を整理しながら患者さんに確認します。他に付け加えることがないか、気になることがないかなども質問しましょう。

## 簡潔にまとめて質問する

♪083

- そのほかに、身体や体調に変化はありましたか？ 例えば、体重の変化、痛み、腫れ、かゆみ、不快感／違和感などです。

- 体のどこかにかゆみ、痛み、腫れ、不快感がありますか？

- Have you noticed any other changes in your body or your physical condition? For example, changes in weight, pain, swelling, itching, discomfort, etc.

- Do you have any itching, pain, swelling or discomfort anywhere on your body?

- 感情面や精神面で何か気になること（問題）がありましたか？
- Have you ever had any issues with your emotional or mental health?

## 病歴のまとめ

ひととおり病歴聴取をした後に、情報を整理しつつ、気になることや付け加えること、質問がないか患者さんに確認しましょう。

- ブラウンさん、ありがとうございます。それでは、お聞きしたことをまとめますね。
- Thank you Mr./Ms Brown. So, let me summarize what you have told me.

summarize のほか、know/double check/clarify なども OK です。

- 胃／お腹の痛みと熱、咳が続いている、ということでよろしいでしょうか。
- You have persistent stomach pain, fever and cough. Is that correct?
- 他に知っておくべきことはありますか？（聞いておいたほうがよいことはありますか？）
- Is there anything else I should know about?
- 何か他に気になることはありますか？
- Is there anything else you're concerned about?
- ご質問がありましたら、遠慮なく（お気軽に）お尋ねください。
- If you have any questions, feel free to ask me/us.

# 9 診察室：h. 身体診察

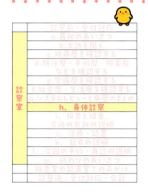

　病歴を確認した後は、患者さんの身体診察（physical examination）に移ります。身体診察の始めと終わりには声かけが必要です。黙って体を触るのは避けましょう。診察中もそのつど声かけをすることで、患者さんの安心感につながります。

### 身体診察を始めるとき

♪085

- それでは診察させてください。
- それでは診察を始めたいと思います。

- *Okay. Now, please allow me to examine you.
- *Now, I would like to begin my examination.

### 喉や頸部を診察する

♪086

- まずはじめに、喉を診させてください。大きく口を開けて「あー」と言ってください。
- 喉を見せてください。

- I need to have a look at your throat first. Please open wide and say ah.
- Let me take a look at your throat.

- 口を開けて舌を出してください。
- 首を触ります。

- Please open your mouth and stick out your tongue.
- I'm going to touch your neck.

## 胸部を診察する

- では胸の音（呼吸）を確認します。
- シャツを上げてください。
- 胸の音（呼吸）を確認しますので、シャツを上げてください。
- 胸の音（呼吸）を聞きますね。

- Now I need to check your breathing.
- *Please pull up your shirt.
- *Let me check your breathing so please pull up your shirt.
- I'm going to listen to your breathing. /to your lungs./to your chest.

- 深く息を吸って、吐いて。ありがとうございます。
- 息を吸って、吐いてください。

- *Take a deep breath in and exhale. …Thank you.
- *Breathe in and breathe out.
- *Please inhale and exhale.

- 大きく息を吸って、吐いてください。

- *Please take a big breath and then let it out.

- 後ろを向いてください。背中から（呼吸音を）聞きます。

- Please turn around and I will listen (to your breathing) from your back.

- 心臓の音を聞きます。

- I'm going to listen to your heart/to your heart beat.

- 胸（乳房）にしこりがないか確認します。
- 下着（ブラジャー）/Tシャツを上げてもらえますか？
- ありがとうございます。シャツを下ろしていいですよ。

- I would like to check your breasts for lumps.
- Could you pull up your bra/T-shirt (for me)?
- Thank you. You can pull your shirt back down now.

## 背部を診察する

- 背中を見せてください。後ろを向いてください。
- ここを触ります。
- 痛かったら教えてください。
- ここを押す／触る／叩くと痛みますか？

- Let me see your back. Please turn around.
- I'm going to touch here.
- Please tell me if it hurts.
- Does it hurt when I press/touch/tap here?

## 腹部・鼠径部を診察する

- それでは、ベッドに横になってください。
- 仰向け／うつ伏せ／左側臥位／右側臥位になってください。
- お腹の音を聞きますね。
- では、お腹を押してみます。痛かったら教えてください。
- （お腹の）右側を押したときと離したときではどちらが痛いですか？
- 性器／陰部／ペニス／腟を診察する必要があります。
- 下着を下ろしていただけますか？

- Now, please lie (down) on the bed.
- Please lie on your back/stomach/left/right.
- I'm going to listen to your stomach.
- Okay, now I'm going to press on your stomach. Please tell me if it hurts.
- Which hurts more, (either) when I press on your right side or when I release it?
- I will need to examine your genitals/private parts/penis/vagina.
- Could you please pull down your underwear (for me)?

## 神経学的所見

- 目をぎゅっと閉じてください。
- はい、リラックスしてください。
- 頭を動かさずに私の指を目で追ってください。
- 右目を手で覆ってください。指は何本見えますか？
- 両手を前に上げてそのままにしてください。目を閉じてください。ありがとうございます。両手を下ろしてください。
- 肩をすくめてください。はい、ありがとうございます。リラックスしてください。
- 歩き方を確認してもいいですか？あちらに歩いてみてください。

- Please close your eyes tightly.
- Okay, please relax.
- Please follow my finger with your eyes without moving your head.
- Please cover your right eye with your hand. How many fingers can you see?
- Please raise both hands in front of you and hold them there. Please close your eyes. Thank you. Put them down.
- Please shrug your shoulders. Okay, thank you. Please relax.
- Can I check how you walk? Please try walking over there.

動作の説明については、実際に動作を見せて同じようにやってもらうこともできます。第4章を参照ください。

## 身体診察を終えるときのあいさつ

- ありがとうございました。（診察は）以上です。

- Thank you. That's all (for the examination/physical examination).

入門書のため、代表的な身体診察のフレーズを掲載しています。ご自身の職種や診療科で必要なフレーズについては、参考資料 を参照ください。英語診療に慣れてきたら、少しずつフレーズを増やしていきましょう。

## 豆知識

　身体診察に役立つフレーズです。覚えておくと便利です。

✿体勢を変えるときの声かけとして便利な表現です。

Let me see your back. Please turn around.

Please lie on your back（仰向け）/stomach（うつ伏せ）/left（左側臥位）/right（右側臥位）.

✿触診や打診の表現です。

I'm going to touch here. Please tell me if it hurts.

Does it hurt when I press/touch/tap here?

✿神経学的所見や、整形外科診察の場合、実際に動作を見せながら以下のように伝えることもできます。

Please do as I do.（私と同じようにしてください）

Please do this.（こうしてください）

# 10 診察室：i. 検査と結果、今後の方針の説明

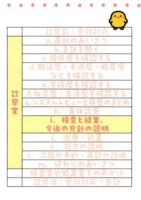

　ここでは、各種検査や結果の説明と、今後の方針について説明します。ご自身の職種や診療科に必要なフレーズを学んでいきましょう。良い結果、良くない結果の伝え方や、手術や入院が必要な場合の伝え方も紹介しています。外来での英語診療を想定しているため、基礎的な内容を中心に掲載しています

## 検査の説明

♪092

- 何が起こっているのか、どのようにサポートできるのかをよりよく理解するために、いくつかの検査を行う必要があります。（さらなる情報収集と今後の治療方針を立てるために、いくつか検査が必要です）

- 診断を確定するために、いくつかの検査を行いたいと思います。
- 心臓発作を除外するために、いくつか検査を行う必要があります。
- 糖尿病の検査をします。

- We need to run some tests to better understand what is going on and how we can help you.

 日本語訳は硬い印象ですが、実際の診療に役立つフレーズです。

- We would like to run some tests to confirm the diagnosis.
- I need to run some tests to rule out a heart attack.
- I'm going to run a test to check for diabetes. 第2章-3参照

- 血液検査をします。
- それでは、採血します。

糖尿病患者さんの状態を調べるときは、"I'm going to run a test to check your diabetes." がお勧めです。

- *I'm going to give you a blood test.
- *Now, I am going to draw/take a blood sample.
- *Let me take a blood sample.

- 診断には血液検査が推奨されます。

- Blood tests are recommended for diagnosis.

- 尿検査をさせてください。（便検査／血液検査）
- 尿検査が必要です。

- Let me do/run a urine test./a stool test./a blood test.
- I need to check your urine.

I'm going to/Let me などの表現は、さまざまな場面で使用できます。

- 今、地域でインフルエンザが流行しているので、インフルエンザ検査をしてもよろしいでしょうか？
- 鼻の中を綿棒で拭う必要があります。少し不快かもしれません。

- The flu is widespread in the community now, so may I conduct a flu test?
- I will need to swab the inside of your nose. I'm afraid this may be a little uncomfortable.

- 喉／鼻の中を綿棒で拭います。

- I'm going to swab the inside of your throat/nose.

- 胸部のレントゲンを撮らせてください。
- 胸部のレントゲンを撮ります。

- *Let me take/do a chest X-ray.
- *I am going to take some X-rays of your chest.

- 胸部／腹部のレントゲンを撮ります。

- I'm going to take a chest/ abdominal X-ray.

- 腹部の超音波検査をします。

- I'm going to take an abdominal ultrasound scan.

- 肝臓や腎臓に問題がないかどうかを調べる検査です。

- It's a test for any problems with your liver or kidneys.

- これから心電図検査をします。

- 胸部 CT 検査をします。

- 腹部の超音波検査と造影 CT 検査をオーダーします。
- 痛みの原因を見つけるために CT 検査 /MRI をしましょう。
- 頭の MRI 検査をします。

- 症状の原因をより詳しく調べるために、上部内視鏡検査 / 大腸内視鏡検査をお勧めします。

- 聴力検査をします。

- 視力検査をします。

## 検査にかかる時間の説明

- 30 分以内に結果をお伝えできます。（お知らせします）
- 結果が出るまで 20 分かかります。
- 約 2 時間かかります。

- *Now we are going to do your EKG/ECG test.
- *I'll do an EKG now.
- I am going to take a CT scan of your chest.
- I'll order an abdominal ultrasound and a CT scan with contrast.
- Let's do a CT scan/MRI to find the cause of the pain.
- I am going to take an MRI of your head.

- I recommend/suggest an upper endoscopy/colonoscopy to find the cause of your symptoms in more detail.

- *I'm going to conduct a hearing test.
- *Let me perform a hearing test.
- *I'm going to conduct a vision test.
- *Let me perform a vision test.

♪093

- I can give you the result within 30 minutes.
- It will take 20 minutes for us to receive/get the results.
- It will take about two hours.

各種検査にかかる時間を伝えましょう。下線は時間を入れ替えられます。

## 結果の説明

♪094

- 検査結果から、糖尿病 / 貧血が示唆されます。(検査結果によると糖尿病のようです)
- 検査結果はピーナッツアレルギーを示しています。(判明しました)
- 血液検査の結果によると、糖尿病の可能性があります。
- 糖尿病だと思われます。
- 血液検査結果は鉄欠乏を示しています。

- The test results appear to indicate diabetes/anemia.
- Test results show a peanut allergy.
- According to your blood test, I think you (may) have diabetes.
- It appears you have diabetes.
- These blood test findings show an iron deficiency in your body.

### ウイルス検査や細菌検査などの結果を伝えるときの表現

♪095

- 検査結果は細菌感染を示しています。
- 血液検査の結果は陰性でした。



- 彼の PCR 検査は陰性 / 陽性でした。

- The results/Test results show a bacterial infection.
- *The blood test has come out (to be) negative.
- *The blood test has come back negative.
- His PCR test was negative/positive.

### 結果を次回来院時に伝えるときの表現

♪096

- 次回来院時に検査結果を説明します。

- I'll explain the result(s) of your test at your next visit.

### さまざまな検査結果を伝えるときの表現

♪097

- 検査結果は正常でした。
- 検査結果に問題はありませんでした。
- 検査結果は正常より少し高い値でしたが、現時点では特別な治療は必要ありません。引き続き経過観察します。

- The test results were normal.
- There were no problems with the test results.
- The test results were a little higher than normal, but you do not need any special treatment at this time. We will continue to monitor your condition.

 血糖値（blood sugar level）の説明などに便利なフレーズです。

- 6ヵ月後に再検査することをお勧めします。

- We recommend a re-test/doing the test again in six months.

### 具体的な説明の仕方：感冒（かぜ）

♪098

- ほとんどの感冒（かぜ）は自然に治ります。
- 自然に良くなります。
- 治療をしなくても自然に治りますので、ご安心ください。

- Most common colds are self-limiting.
- It'll get better by itself/on its own.
- Please be assured that it will resolve itself without any treatment.

### 具体的な説明の仕方：インフルエンザ

♪099

- 症状が改善するまで、あと数日間悪化する可能性があります。

- Your symptoms will likely get worse for a few more days before they get better.

- けれど、熱を下げる薬と抗ウイルス薬を処方することはできます。
- 数日経っても良くならないようでしたら、また診察にいらしてください。（受診してください）

## 良くない知らせを伝えるときの表現

第4章-4〈p148〉（良くない結果を伝えるとき）参照

- However, I can prescribe some medicine to help/reduce your fever and also an antiviral medicine.
- If you are not getting better after a few days, please come back to see me.

 I am sorry to tell you,/ Unfortunately,/ I'm afraid-. などの表現が役立ちます。

 ♪100

- あなたの症状から判断すると、虫垂炎ではないかと心配（懸念）しています。
- 残念ですが（申し上げにくいのですが）、虫垂炎です。
- 検査からは白血病の初期症状ではないかと心配しています。
- 申し上げにくにのですが、腫瘍は悪性のようです。

- Based on your symptoms, I worry that this might be appendicitis.
- I am sorry to tell you, but you have appendicitis.
- I am afraid that the test shows early signs of leukemia.
- There is no easy way to say this, but the tumor appears to be malignant.

## 良い知らせを伝えるときの表現

 ♪101

- 糖尿病はコントロールされています。
- 手術はうまくいきました。問題はありませんでした。
- 良いお知らせです。検査によると、がんは寛解しているようです。

- Your diabetes is under control.
- Your surgery went well. There were no issues.
- Wonderful news! According to the tests, it looks like your cancer is in remission.

### 入院が必要であることを伝えるときの表現

- 入院が必要です。
- 検査と治療のために入院することを（強く）お勧めします。

- 2日間の入院が必要です。

- You need to be hospitalized.
- I (strongly) recommend that you be hospitalized for examination and treatment.

- You will need to stay in the hospital for two days.

 日にちを入れ替えると、必要な入院期間を伝えられます。

- 1週間ほど入院することになると思います。
- 症状が改善するまで入院が必要です。

- I think you'll be in the hospital for around a week.
- You will need to stay in the hospital until your symptoms improve.

### 手術が必要であることを伝えるときの表現

- 手術が必要です。
- 治療のために手術をお勧めします。

- You need surgery.
- *I recommend surgery for (your) treatment.
- *I advise surgery for treatment.

 説明を行うときは、質問や気になることがないか確認しましょう。

- 何か知りたいことがあれば、お気軽に（遠慮なく）お尋ねください。
- 質問があれば、お気軽に（遠慮なく）お尋ねください。

- *Please feel free to ask me/us if you would like to know anything.
- *If you have any questions, feel free to ask me/us.

## 生活のアドバイスなどを行うときの表現

♪104

- 禁煙をお勧めします。
- お酒の量（アルコール摂取量）を減らすことをお勧めします。
- 少なくとも週に２回は運動することをお勧めします。
- 少なくとも週に２回運動することは、健康維持に効果的です。
- 体重を減らすには、少なくとも週２回は運動し、食べ過ぎを避けることをお勧めします。
- バランスの取れた食事をすることをお勧めします。

- *I recommend that you <u>quit smoking</u>.
- *I advise you to <u>quit smoking</u>.
- I recommend that you <u>reduce your alcohol intake</u>.
- I recommend that you exercise at least twice a week.
- Exercising at least twice a week is an effective way of maintaining your health.
- To lose weight, I recommend that you exercise at least twice a week and avoid overeating.
- I recommend eating a balanced diet.

> 喫煙をやめなければなりません。など強く勧告するときは You must/have to quit smoking. などの表現を使います。
> ⚠ You had better も「やめなさい。さもないと…」のような強いニュアンスになります。

## 他科に紹介するときの表現

♪105

- 外科に紹介します。

- I will make a referral to <u>the surgery department</u>/to surgery.

> 下線を変更すると他の科に変えられます 第２章-3参照 。

107

### 入院施設に紹介するとき

♪106

- 入院が必要になるため、ひよこ病院に紹介します。
- I will refer you to Hiyoko Hospital, as/because you will need to be hospitalized.

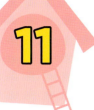

# 11 診察室：j. 治療・処置

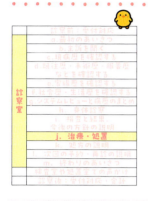

　ここでは、治療や処置についてのフレーズをまとめました。注射や点滴、吸入や吸引、浣腸や縫合など外来で行う基礎的な内容を掲載しています。

## 治療や処置時の声かけ

♪107

### 治療や処置を始めるとき

- 処置を始めてもよろしいでしょうか。
- Are you comfortable with me starting the procedure?

Are you OK with-/Is that OK with you-? などの表現もあります。

### 治療や処置を終えたとき

- はい、終了です。（終わりました）
- Okay, we're done.

109

## 治療や処置の説明

♪108

- 点滴をお勧めします。
- 注射をお勧めします。
- 抗菌薬の点滴をします。

- じんましん / 症状を抑える注射をします。

- 筋肉に注射をします

- 皮下に注射をします。

- I recommend an IV drip.
- I (would) recommend an injection.
- *I'll give you an antibiotic drip.
- *I'll give you an IV of antibiotics.
- I'll give you an injection to suppress your hives/the symptoms.

- I am going to give you an injection into your muscle.
- I am going to give you a shot just under your skin.

subcutaneous injection（皮下注射）は専門的で伝わりづらいかもしれません。

- 咳が強い（ひどい）ので、ネブライザーを使いましょう。
- 咳を和らげるために吸入器を使うのはいかがでしょうか。
- お子さんの鼻を吸引します。

- Your cough is severe, so let's use a nebulizer.
- How about using an inhaler to ease your cough?
- *I'm going to suction your child's nose out.
- *I will suction out his/her nose.

小児の治療に役立ちます。

- 便秘には浣腸をお勧めします。

- 浣腸をしましょう。

- 腕の傷を縫います。
- 目の上の傷を縫合します。
- 来週、抜糸にいらしてください。

- I recommend an enema for constipation.
- I'll have to give you an enema.

- I'll stitch up the wound in your arm.
- I'll suture the wound above your eye.
- Please come in next week to have the stitches/sutures removed.

- 右手に包帯を巻きます。
- 右足にギプスをします。

- I'll bandage up your right hand.
- I'll put a cast on your right foot.

- この薬はあなたの症状を和らげます。

- This medication will relieve/improve your symptoms.

### 具体的な説明の仕方：アナフィラキシー

♪109

- お子さん（彼）はアナフィラキシーを起こしているようです。
- 今からエピネフリンを注射します。

- これから彼の脚（太もも thigh でもOK）に注射をします。
- 注射は数分以内に効果が現れるはずです。（効き始めるはずです）
- 点滴と吸入（ネブライザーの薬）を始めます。

- It seems like your child/he has anaphylaxis.
- I'm going to give him a shot of epinephrine right now.
- I'm now going to give him a shot in his leg.
- The shot should kick in within a few minutes.
- I'm now starting him on an IV and nebulizer medications.

※ご自身の職種や診療科でフレーズを追加したいときは、参考資料 を参照ください。

# 12 診察室：k. 処方の説明

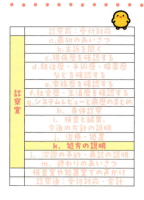

　ここでは処方薬の説明や効能効果、用法・用量、副作用についての説明に役立つフレーズをまとめました。ご自身の職種や診療科でよく使うフレーズを覚えておくと、診療がスムーズになります。

## 処方で役立つフレーズ

♪110

- 薬を出します（処方します）。
- I'll give you medication.

　 処置で薬剤を使用するときや、薬（解熱剤など）を手渡しするときにも便利です。

- 薬を処方します。
- I'll prescribe medication.

　 院外処方するときに便利です。海外の電子処方箋の場合は、I will send a prescription が用いられるようです。

- 解熱剤を処方します。
- 鎮痛剤（痛み止め）を処方します。
- I'll prescribe you a fever reducer.
- I'll prescribe you a painkiller./ some painkillers.

- 軟膏とかゆみ止め（抗ヒスタミン薬）を処方します。
- I'll prescribe <u>an ointment</u> and <u>an anti-itch medication</u>.

下線を別の薬剤に変更できます。
<u>some antihistamines/anti-allergy medication</u> などでも OK です。

- この薬は食前 / 食後 / 食間に服用してください。
- Please take this medicine <u>before meals.</u>/<u>after meals.</u>/<u>between meals</u>.

このフレーズは役立ちます！

- ジェネリック薬（ジェネリック医薬品）をご希望ですか？
- Would you like generic medicine?

## 効能効果の説明

♪111

- これは鎮痛剤（痛み止め）です。
- この薬は痛みを和らげます。
- この薬は痛みに効きます。
- This is <u>a pain reliever.</u>/painkiller.
- *This medicine relieves pain.
- *This medicine works well for pain.

- この薬は血圧を下げます。
- This medicine <u>lowers blood pressure</u>.

- この薬は症状を和らげます。
- This medication will improve/relieve your symptoms.

### 用法・用量の説明

♪112

- 1日3回食後に服用してください。
- 1日2回食前に服用してください。
- 1日1回使用してください。
- Please take these medications <u>three times a day after meals.</u>
- Please take these <u>twice a day before meals.</u>
- Please use this medicine <u>once a day</u>.

12 診察室：k. 処方の説明

- 急な痛み（突発的な痛み）がある場合は、必要に応じてこの鎮痛剤を服用してください。

- 痛みがあるとき / 感じたときに服用してください。

- 熱があるときに使用してください。

- 症状がある場合は、必要に応じて服用してください。
- 必要に応じて服用してください。

- Please take this painkiller as needed for <u>breakthrough/sudden pain</u>.

- Please take (this) when you have/feel <u>pain</u>.

- Please use this when you have <u>a fever</u>.

- Please take this medication as needed when you have symptoms.
- Please take this medication as needed.

## 現在使用中の薬剤に関連した説明

- 現在服用している（飲んでいる）薬はそのまま続けてください。

- 現在服用している薬と一緒に服用してください。
- 現在服用中の薬は中止できます。（やめてもかまいません）
- 現在服用している薬は、もう飲む必要はありません。

- 現在服用している薬の服用を中止してください。

- Please continue taking the medication <u>you are currently on/ you are currently taking</u>.
- Take this medication along with your current medication.
- You can go off of the medication you are currently on.
- You no longer need to take the medication you are currently taking.
- Please stop taking the medication you are currently taking.

## 処方の提案や薬剤変更についての説明

♪114

- 熱を下げる薬と抗ウイルス薬を処方できます。これらを処方しましょうか？
- I can prescribe some medicine to help your fever and also <u>an antiviral medicine</u>. Would you like me to prescribe these for you?

- 抗ウイルス薬は2種類あります。吸入器と錠剤のどちらが良いですか？
- There are two types of antiviral medications that I can give you. Would you prefer <u>an inhaler</u> or <u>tablets</u>?

- 別の薬に切り替えてみましょう（切り替えます）。
- 別のタイプの吸入器に切り替えてみて、効果を確認してみましょう（様子を見ましょう）。
- 現在の症状には、そのほうが効果的かもしれません。

- I will switch you over to <u>another one</u>/medication.
- Let's try switching to a different type of <u>inhaler</u> and see how it works.
- It may work better for your current symptoms.

## 薬剤ごとの使用法の説明

### 吸入薬

♪115

- この吸入器は、1日2回使用してください。
- 1日1回、1吸入してください。
- この吸入器は、1日2回まで使用できます。
- この吸入器は、喘息発作があるとき／息切れがあるときに使用してください。

- Please use this inhaler <u>twice a day</u>.
- Please inhale <u>one puff</u> <u>once a day</u>./once daily.
- You can use this inhaler up to <u>twice a day</u>.
- Please use this inhaler <u>when you have an asthma attack</u>/when you are short of breath.

12 診察室：k. 処方の説明

- 吸入器使用後は、うがいをしてください。
- 吸入器１本に200回分が入っています。

- Please gargle/rinse your mouth after using the inhaler.
- One bottle of inhaler contains <u>200 puffs</u>.

 吸入手技については英文の説明書を準備しておくと説明がスムーズです 参考資料参照 。吸入器 は inhaler、吸入する は inhale です。呼吸は breath、呼吸するは breathe です。

## 点鼻、点眼

♪116

- １日１回、両鼻に点鼻薬を使用してください。
- 目がかゆいときは、両目に点眼してください。

- Please use nasal drops in both nostrils <u>once a day</u>.
- Please use eye drops in both eyes <u>when your eyes are itchy</u>.

## 軟膏

♪117

- この軟膏を患部に塗ってください。（塗布してください）
- この軟膏を、発疹／じんましんに塗ってください。
- 抗菌薬の軟膏を、感染部位／患部に塗ってください。
- 保湿剤を１日２回、全身に塗ってください。

- Please apply <u>this ointment</u> to the <u>affected area</u>.
- Please apply <u>this ointment</u> to the <u>rash</u>/<u>hives</u>.
- Please apply this antibiotic ointment to <u>the infected area</u>./the affected area.
- Please apply <u>this moisturizer</u> to your whole/entire body <u>twice a day</u>.

116

## 貼付剤

- この貼り薬（貼付薬）を、痛いところに貼ってください。

♪118

- *Please put this patch/transdermal patch on the painful area.
- *Please attach/stick this patch to the painful area

冷湿布 / 温湿布は cold compress/hot compress です。

## アドレナリン自己注射薬（エピペン®）

- アナフィラキシーが起こった場合は、エピペン® を太ももに注射して、すぐに病院を受診してください。

♪119

- If anaphylaxis occurs, inject an EpiPen®, an autoinjector, into your thigh and go to the hospital immediately.

### 副作用の説明

♪120

- この薬は眠気を引き起こす可能性があります。
- 眠気を感じることがあります。
- 倦怠感（疲労感）を感じることがあります。
- 稀に熱が出ることがあります。
- 副作用はケースによって異なります。
- このステロイド軟膏は、安全に使用できます。

- This medication may cause drowsiness/sleepiness.
- You may feel drowsy/sleepy.
- You may experience fatigue/tiredness.
- On rare occasions, you will experience fever with this medication.
- The side effects may vary case by case.
- This steroid ointment is safe to use.

12 診察室:k. 処方の説明

- 予防接種を受けた後に、軽い副作用が出ることがあります。

- You may experience some mild side effects after getting vaccinated.

> 処方について一通り説明した後は、以下のように確認しましょう。
> Do you have any questions or concerns?
> If you have any questions, feel free to ask me.
> （何かご質問や気になることがあれば、遠慮なくお聞きください）

# 13 診察室：1. 次回の予約・再診の説明

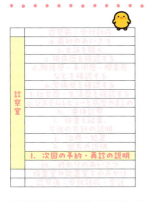

ここでは次回の予約や再診の目安について説明するフレーズをまとめました。ご自身の施設状況や診療科に合わせて、予約可能な日時のフレーズを事前準備しておくと役立ちます。英語で日時を説明することは、慣れないうちは難しく感じるものです。第4章-4〈p151〉も参照ください。

## 次回の予約や再診の目安について説明する

♪121

病院の予約は appointment、予約する make/schedule an appointment です。

- 2週間後にお会いしたいのですが、よろしいでしょうか？

- \*I'd like to see you/meet with you in two weeks. Would that be OK with you?

- 2週間後にまたお越しください。
- 2週間後にまた診察に来ていただけますか？
- 来週また来ていただけませんか？

- \*Please come again in two weeks.
- \*Could you come back in two weeks for a follow-up appointment?
- How about coming to see me again next week?

- 薬がなくなる前にまたお越しください。
- 症状が悪化したらまた来院してください。
- 体調がすぐれないときは来院してください。

- Please come back before your medication runs out.
- Please come back if your symptoms worsen./become worse.
- Please come see me when you don't feel well.

"come see me" は "come and see me" でも OK です。

## 具体的な予約について

♪122

- 次回の予約は来週の木曜日の午後です。
- 次回の予約は8月20日の午後2時です。

- Your next appointment will be next Thursday afternoon.
- Your next appointment is at 2 pm on August 20th.

英語で日時を説明するのが苦手な方は 第4章-4〈p151〉を参照ください。

- いつがよろしいでしょうか？
- スケジュールを確認させてください。
- 何時に予約をご希望ですか？
- 再来週の火曜日か木曜日の午後にご予約いただけます。
- この日の午後1時から午後5時の間でご予約いただけます。

- When is good for you?
- Let me check my schedule.
- What time would you like to make the appointment for?
- You can make an appointment for Tuesday or Thursday afternoon, the week after next.
- You can make an appointment for between 1pm and 5pm on this date.

ご自身の職種や診療科に合わせて、事前にフレーズを作成しておくとよいでしょう。

120

- あいにく、まだ結果が出ていません。もう一度診察に来ていただけますか？
- 新しい薬の効果を確認したいので、2週間後に再診してもらえますか？

- 明日は定期健康診断なので、午後8時以降は食事を控えてください。水分は明日の朝7時まで摂ることができます。

- Unfortunately, we don't have the results yet. Could you please come see me again?
- I'd like to see how you are doing on the new medications. Could you come back in two weeks for a follow-up appointment?

- You have your annual health checkup tomorrow, so please refrain from eating after 8 pm. You can drink fluids until 7am tomorrow morning.

**13**

診察室…1. 次回の予約・再診の説明

# 14 診察室：m. 終わりのあいさつ

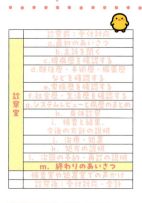

病歴聴取、身体診察、検査や処方などの説明を一通り終えました。最後に質問や気になることがないかどうかを確認し、終了のあいさつをしましょう。

## 質問や気になることがないかを確認する

♪123

- （他に）質問やご不明な点はありますか？
- Do you have any（other）questions or concerns?

すでに質問があった場合には、otherを加えて他にも質問がないかを確認することができます。

- 何か質問がありましたら、お気軽に（遠慮なく）お尋ねください。
- *Please feel free to ask me if you would like to know anything.
- *If you have any questions, feel free to ask me.

質問がない場合は、患者さんから、No, not at the moment. や I'm okay for now. Thank you. などの返答があります。

### 診療が終わったことを伝える

♪124

- では、これで終了です。
- Okay, we're all done.

- 診察後は、受付の前 / 受付の側 / 受付エリアでお待ちください。
- After this examination, please wait in front of the reception desk/by reception/in the reception area.

- 1階でお支払いいただき、処方箋をお受け取りください。
- Please pay on the first floor and receive your prescription.

### 終わりのあいさつ

♪125

- お大事になさってください / お大事に。
- Please take care./Take care.

- お大事に。(早く良くなりますように)
- Get well soon.

- また次回お会いしましょう。
- See you next time.

- 良い一日を(お過ごしください)
- Have a good day.
- 良い一日を / 週末をお過ごしください
- Have a nice day/weekend.

 定期通院などで症状が落ち着いている場合は、Have a good day. などの声かけも良いでしょう。

**14** 診察室…m: 終わりのあいさつ

# 15 検査室や処置室での声かけ

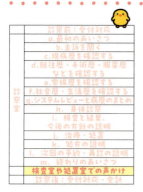

　検査室や処置室で検査を行うときの声かけについてまとめました。医師や看護師、技師などさまざまな職種の方に役立つフレーズです。採血や鼻腔・咽頭検査、尿検査、レントゲン検査、超音波検査、CT・MRI検査、聴力検査、視力検査など外来でよく行われる検査について掲載しています。各種検査については、英文の説明書や同意書を事前に準備しておくと役立ちます。巻末の 参考資料 を参照ください。

## 各種検査時の声かけ

♪126

### 検査前の声かけ

- こんにちは。
- おはようございます〈朝〉。
- こんにちは〈午後〉。

- お名前を確認してもよろしいでしょうか？
- お名前と生年月日をお伺いしてもよろしいでしょうか？
- ブラウンさん、ありがとうございます。どうぞお座りください。(おかけください)

- Hello.
- Good morning.
- Good afternoon.

- May I just confirm your name?
- May I ask your name and date of birth?
- Thank you, Mr./Ms. Brown. Please have/take a seat.

- 看護師の鈴木です。本日担当させていただきます。
  - *I'm nurse Suzuki. I'll be taking care of you today.
  - *Hello, I am Ms. Suzuki. I'm your nurse today.

主に、病棟に入院中の患者さんへのあいさつとして使われますが、外来でも担当を必要とするような検査や処置の場合には役立つフレーズです。

## 待機してもらうときの表現

♪127

- すぐにお呼びします（呼ばれます）。／順番が来ましたらお呼びします。
  - You will be called in a moment/when it is your turn.
- 待合室でお待ちください。
  - Please wait in the waiting room.

## 検査や処置を終えたときの声かけ

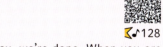
♪128

- はい。これで終了です（終わりました）。準備ができましたら、受付の前でお待ちください。
  - Okay, we're done. When you are ready, please wait in front of the reception desk.

検査後の流れを説明すると診察がスムーズです。待機場所は受付以外にも the Pediatrics/Surgery reception desk など診療科に置き換えることもできます。

## 採血（血液検査）

♪129

- 採血をします。
- \*I'm going to draw/take some blood.
- \*I'm going to take a blood sample.
- 袖をまくってください。
- Please roll up your sleeve（s）.
- 左手／右手をテーブルに置いてください。
- \*Please place your left/right hand on the table.
- 腕をここに置いてください。
- \*Please put your arm here.
- 血液検査中に気分が悪くなった／めまい／吐き気を感じたことはありますか？
- Have you ever felt sick/dizzy/nauseated during a blood test?
- アルコール綿でかぶれたことがありますか？
- Have you ever had a rash from alcohol swabs?
- 手で握りこぶしを作ってください。
- Please make a fist with your hand.
- 少しチクっとします。
- You'll feel a little prick.
- すぐに終わります。
- \*It will be done in a moment.
- \*It will be done quickly.
- 手をひらいて力を抜いてください。
- \*Please open your hand and relax.
- 手の力を抜いてください。
- \*Please relax your hand.
- ここを数分間圧迫してください。
- Please press here for a few minutes.
- はい、終了です。（終わりました）
- Okay, we're done.

## 鼻腔・咽頭検査（インフルエンザ検査など）

♪130

 下線を入れ替えて他の検査に置き換えられます。

- インフルエンザの迅速検査をします。
- I am going to do a rapid flu test.

- 鼻に綿棒を挿入します。
- 喉／鼻の内側を綿棒で拭います。
- 少し痛いですが、動かないでくださいね。
- これで終わりです。
- 結果が出るまで1時間ほどかかりますので、待合室でお待ちください。

- I'll insert a cotton swab into your nose.
- I'm going to swab the inside of your throat/nose.
- It will hurt a little bit, but don't move.
- Now it's over.
- It will take about an hour to get the results, so please wait in the waiting room.

## 尿検査

♪131

- 尿検査をします。
- 排尿が始まってから採尿してください。
- 尿の出始めや終わりは採尿しないでください。
- カップにこの線まで尿を入れてください。

- I need to check your urine.
- Please collect a sample after you have already started urinating.
- Do not collect any urine from the beginning or end of the stream.
- Please fill the cup to this line.

## レントゲン検査（X線検査）

♪132

- レントゲン検査をします。
- 妊娠している可能性はありますか？
- 服を脱いで、このガウンを着てください。
- 首や胸につけている金属類は外してください。

- I'm going to take an X-ray.
- Is there any possibility that you may be pregnant?
- Please take off your clothes and put on this（hospital）gown.
- Please take off/remove any metal you have around your neck or on your chest.

- 深呼吸してください。息を止めてください。楽にしてください／息を吐いてください。
- はい。終了です。（終わりました）

- Please take a deep breath. Hold your breath. Now you can relax/exhale.
- Okay, we're done.

## 超音波検査（エコー）

♪133

- 腹部の超音波検査をします。
- ベッドに横になってください。
- 仰向けに寝てください。
- シャツをめくってお腹を見せてください。
- お腹にジェルを塗り、プローブを皮膚／胴体（お腹）にあてます。
- ジェルが温かいかもしれません。
- 深呼吸してください。楽にしてください／息を吐いてください。
- はい、終了です。（終わりました）
- お腹についたジェルを拭き取ります。
- ティッシュでお腹についたジェルを拭き取ってください。

- I'm going to take an abdominal ultrasound scan.
- Please lie down on the bed.
- Please lie on your back.
- Please pull up your shirt and show your stomach.
- I am going to put some gel on your abdomen and run the probe across your skin/midsection.
- The gel may be warm.
- Please take a deep breath. Now you can relax/exhale.
- Okay, we're done.
- I'm going to clean up/wipe the gel off your abdomen.
- Please use the tissue to wipe the gel off your abdomen.

## CT・MRI 検査

♪134

- 胸部の CT 検査をします。
- 造影剤のアレルギーはありますか？（あるかどうかご存じですか？）
- アルコール綿でかぶれたことがありますか？

- I am going to take a CT scan of your chest.
- Do you know if you are allergic to contrast dye?
- Have you ever had a rash from alcohol swabs?

- 頭部の MRI 検査をします。

- ペースメーカーを装着していますか？
- ボディピアスを含め、身体からすべての金属類を外してください。

- I am going to take an MRI of your head.
- Do you have a pacemaker?
- Please remove all metal objects from your body, including any body piercings.

## 聴力検査

♪135

- 聴力検査をします。
- 右耳/左耳の聴力検査をさせてください。
- 音が聞こえたらボタンを押してください。
- 音が聞こえている間、ボタンを押し続けてください。
- はい、終了です。（終わりました）

- I'm going to conduct/perform a hearing test.
- Let me conduct/perform a hearing test on your right/left ear.
- When you hear a sound, press the button.
- Keep pressing the button while you hear the sound.
- Okay, we're done.

## 視力検査

♪136

- 視力検査をします。
- 右目/左目の視力検査をさせてください。
- 円の切れ目（開口部）が上下左右どの方向を向いているか教えてください。
- 円の切れ目（開口部）がどの方向を向いているかを指で示してもらえますか？
- はい、終了です。（終わりました）

- I'm going to conduct/perform a vision test.
- Let me conduct/perform a vision test on your right/left eye.
- Can you tell me which direction the opening of the circle is facing: up, down, left or right?
- Can you point with your finger which direction the opening of the circle is facing?
- Okay, we're done.

# 16 診察後：受付対応・会計

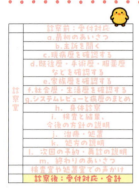

　ここでは診察終了後の会計や、処方箋受け取りまでの流れをまとめました。受付での声かけ、会計時の声かけ、処方箋の説明などを行い、最後のあいさつをします。番号表示のモニターや自動支払機（自動精算機）の設置の有無など、会計の流れは施設によって異なります。ご自身の施設に合わせたフレーズを事前にまとめておくと、説明がスムーズになります。受付で次回予約を取得する場合もあります。その際は 第3章-13 を参照ください。

## 受付での声かけ

♪137

- 待合室でお待ちください。
- すぐにお呼びします。（呼ばれます）順番が来ましたらお呼びします。
- お名前 / 番号をお呼びします。
- あなたの番号が（モニターに）表示されます。

- Please wait in the waiting room.
- You will be called in a moment / when it is your turn.
- Your name/number will be called.
- Your number will be displayed (on the monitor).

130

## 会計時の声かけ

♪138

[会計／支払窓口で支払う場合]
- 会計／支払い窓口で（医療費を）お支払いください。

[自動支払機／自動精算機で支払う場合]
- 医療費は自動支払機／自動精算機でお支払いください。
- 番号が表示されましたら、自動支払機／自動精算機でお支払いください。

- 診察券を挿入してください。

- クレジットカードでのお支払いも可能です。
- クレジットカードもご利用いただけます。

- Please pay (your medical expenses) at the payment desk.

- Please pay (your medical expenses) at the automated payment machine.
- When your number is displayed, please pay at the automated payment machine.

- Please insert your patient ID card.

- *You can also pay by credit card.

- *Credit cards are also accepted.

## 処方箋をお渡しするときの声かけ

♪139

- この処方箋を薬局にご提示ください。
- 処方箋を薬局にお持ちになり、薬をお受け取りください。

- 処方箋を薬局に送る／Faxすることができます。

- 処方薬はどの薬局でもお受け取りいただけます。
- どの薬局でもお受け取りいただけます。

- Please show/give this prescription at the pharmacy.
- Please take your prescription to the pharmacy and <u>receive</u>/pick up your medicine.

- We can send/fax the prescription to your pharmacy.

- *You can pick up your prescription medications at any pharmacy.
- *You can pick it up at any pharmacy.

16 診察後・受付対応・会計

- 4日以内に薬を受け取ってください。
- Please receive/pick up your medicine within four days.

## 質問や気になることがないかを確認する

♪140

- （他に）ご質問やご不明な点はありますか？
- Do you have any other questions or concerns?

## 終わりのあいさつ

♪141

- お大事になさってください。
- Please take care.

# コラム

マウントサイナイ医科大学 老年医学科
## 原田 洸

## 英語診療や英会話学習に役立つアプリ

私は日本で生まれ育ち、現在は米国で医師として診療をしています。これまで独学で英語学習をしてきましたが、その過程で英語学習に役立つアプリを駆使して自分の英語力を伸ばしてきました。今では何をするにもスマホアプリは欠かせませんよね。英語学習においてもアプリを有効活用しない手はありません。ここでは、英語学習や英会話診療、外国人の方の診療で困ったときに役立つアプリを5つご紹介します。

### 翻訳アプリ「VoiceTra®」

皆さんは、日本語を話せない外国人の患者さんを診察したことがあるでしょうか？ 通訳の方が付き添っている場合もあれば、そうでない場合もあり、コミュニケーションに苦労することが多々あります。そんなときに便利なアプリが「VoiceTra®」という音声通訳アプリです。NICT（国立研究開発法人情報通信研究機構）が開発した無料のアプリで、英語はもちろん、中国語やベトナム語、タイ語、フィリピン語などアジアの言語を網羅しているのが特徴です。使い方ですが、まずアプリを立ち上げて使用したい言語を選び、下に表示されるマイクのボタンを押して、通訳したい内容を日本語で喋ります。すると、英語に翻訳した場合、翻訳された英語が中央に表示され、内容を英語で読み上げてくれます。「逆翻訳」の機能がついているのが嬉しい点で、その英語をさらに日本語に翻訳してくれるので、翻訳した内容が正しいかどうかも確認することができます。

### 翻訳アプリ「Google 翻訳」

翻訳アプリでもう1つ定番のものに、「Google 翻訳」があります。上記の「VoiceTra®」と同様に、音声入力や文字入力による翻訳ができますが、それに

加えてカメラで文字を認証して翻訳することができるのが特徴です。例えば、他の国から持参した紹介状や検査データなどで、理解が難しい場合、「Google翻訳」を立ち上げて右下にあるカメラのボタンをタップします。するとカメラが起動して文字を認識し、それを日本語に変換してくれます。逆に、日本語の書類の意味を患者さんが理解できない場合に、カメラ機能を通してその国の言語に翻訳してあげることも可能です。

## 英会話アプリ「ELSA Speak」

英語は世界中で使われる共通のコミュニケーション手段であり、なまりやアクセントがあるのは自然なこととされています。そのため、日本人特有のアクセントがあっても、通常は大きな問題にはなりません。しかし、「r」と「l」、「b」と「v」などの発音が異なると、意味がまったく変わってしまう単語も多くあります。このため、コミュニケーションがうまくいかず、戸惑うことも少なくありません。そこで役立つのが、英語発音矯正アプリ「ELSA Speak」です。このアプリは AI が発音を分析し、正しい部分と間違っている部分を一音ずつ指摘してくれます。フィードバックをもとに自己学習を進めることができる画期的な仕組みです。また、「ELSA Speak」には AI との対話機能もあり、「オンライン英会話や教室に行くのは恥ずかしい」と感じる方でも、自宅でトレーニングが可能です。基本機能は無料で試せますが、より充実した機能を利用するためには月額または年額のサブスクリプションが必要です。

## 英語学習アプリ「Real 英会話」

ネイティブがよく使う日常会話のフレーズが 3,000 以上掲載されており、オンライン英会話や留学で使えるようなフレーズを効率よく勉強できます。1,200 円程度で 1 回買い切りのアプリですが、お値段以上の価値があります。おすすめの使い方は、フレーズの音声を一括ダウンロードしてバックグラウンド再生で聞き流すという方法です。通勤中や仕事の隙間時間を利用して英会話フレーズを覚えましょう。また、繰り返しシャドーイング（聞いたフレーズを直後に復唱すること）をすることでよく使うフレーズが自分の口から自然に出てくるようになります。将来留学を目指す方や、患者さんとスムーズにコミュニケーションを取ることを目標にしている方にはぜひおすすめします。

## 英語学習チャンネル「Podcast」

　英語のリスニング力を高めるには、Podcast が非常に有効です。特に医療英語の学習に役立つ番組が多くあります。臨床留学や海外での実習を考えている方には、「The Clinical Problem Solvers」というチャンネルがおすすめです。この Podcast は、研修医や医学生が症例をプレゼンし、他の参加者とディスカッションを行う形式になっています。アメリカの回診におけるプレゼンやディスカッションに近い形式で、経験豊富な指導医が司会を務めるため、臨床推論の学習にも最適です。

第4章

# 困ったときの
# お助けフレーズ

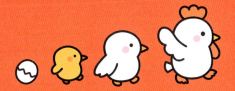

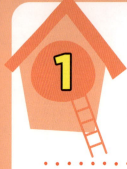

# 1 会話やコミュニケーションを円滑にする英語フレーズ集

　英語診療に慣れるまでは英語を話すことに一生懸命で、相手の話に応答する余裕がない場合もありますが、「あいづち」はとても大切です。効果的なあいづちは、積極的に相手の話に耳を傾けているというサインにもなり、患者さんも話しやすくなりますし、診療がスムーズに進みます。
　また、患者さんの状況に寄り添った共感を示す言葉やアイコンタクトも大切です。パソコンや翻訳ツールなどに向きあうだけでなく、患者さんの顔をみてコミュニケーションをとるように心掛けましょう。

## あいづち

Right./OK./I see.
「そうですね」「そうですか」「わかりました」のような意味を表します。多くの場面で使いやすいあいづちです。

♪142

以下のようなあいづちもよく使われます。
・That's right.
　確かに / そうですね。
・I understand.
　わかりました。
・I think so too.
　私もそう思います。
・That makes sense.
　なるほど。
・Oh, really?/Really?
　本当ですか？

## 患者さんのつらい状況に寄り添う

相手がつらい状況にいるときは、寄り添い、ねぎらいの言葉をかけることも大切です。

♪143

- That sounds tough.
  それは大変そうですね。
- That must be tough/hard.
  それは大変ですね。
- That must've been difficult for you.
  それは大変だったでしょう。
- I'm sorry to hear that.
  それはお気の毒に / それは大変でしたね。

この場合のI'm sorryは謝罪ではなく、相手の状況に寄り添う表現です。

⚠ I feel sorry for you. や I know how you feel. などの表現は避けたほうがよいかもしれません。少し上から目線というか、お気の毒さま、のように聞こえたり、「私の気持ちはあなたにはわからないよ」と感じることもあるようです。

## 喜びを分かち合う

患者さんの症状が良くなったときや、良いニュースを聞いたときは、前向きな声かけをしましょう。淡々と話すのではなく、感情を込めて伝えるように心掛けましょう。

♪144

- That's great!
  それは素晴らしい！
- I'm glad to hear that!
  それは良かったですね！
- I'm happy to hear that.
  それを聞いてうれしいです。
- I'm relieved to hear that.
  それを聞いて安心しました。
- That was tough but you made it！
  大変でしたが、がんばりましたね！

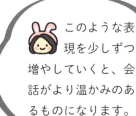
このような表現を少しずつ増やしていくと、会話がより温かみのあるものになります。

139

# 2 相手の英語が聞き取れないときの英語フレーズ集

英語診療に慣れるまでは、患者さんの話すスピードが速いと、聞き取るのは難しいものです。また、相手の発音が特徴的な場合は、話の内容を理解しづらいこともあります。内容を聞き取れないまま曖昧にしてしまうと、診療に支障が出ますので、以下のようなフレーズを使って確認しましょう。

- I'm sorry, could you say that again please?
  すみません、もう一度言ってもらえますか？
- Could you please speak a little more slowly?
  もう少しゆっくり話していただけますか？
- Could you spell that, please?
  スペルを教えてもらえますか？
- Could you write that down, please?
  紙に書いてもらえますか？
- Could you rephrase that?
  （他の言葉に）言い換えていただけますか？

⚠ What?? と聞き返すのは、失礼に当たるようです。

患者さんの話を聞き取れない / 話の内容がわからないときは、その旨を伝えて、翻訳ツールを利用する許可を取りましょう。
- I'm sorry, I didn't get that.
- I'm sorry, I didn't catch that. May I use translation software/a translation app?
  申し訳ありませんが、お話の内容を把握できないので（内容がわからないの

で）、翻訳ソフト / アプリを利用してもよろしいでしょうか？

何度か確認しても聞き取れないときは、無理せず翻訳ツールを利用しましょう。英語診療に慣れないうちは、自力のみで英語対応しようと頑張らなくても OK です。

# 3 診療で翻訳ツールを利用するときに便利な英語フレーズ集

英語診療に慣れないうちは「最初にあいさつをして、翻訳ツール利用の許可を取る」ことをお勧めします。あいさつをした後に、以下のフレーズを伝えてみましょう。

♪146

・May I use translation software during this medical examination？
診察中に翻訳ソフトを利用してもよろしいでしょうか。

🐥医療機関によっては、オンラインの医療通訳サービスと提携している場合もあります。通訳サービスは "an interpretation service" となります。

以下のような表現もあります。
・In order to communicate easily, I would like to use translation software during this medical examination. Is that OK？
コミュニケーションを円滑にするために、診察中に翻訳ソフトを使用したいのですが、よろしいでしょうか？

翻訳ツールは便利ですが、ときどき不自然な言葉に変換されるため、「わからないことがあれば質問してください」と付け加えるのも大切です。
・If you have any questions, feel free to ask me.
ご質問があればお気軽に（遠慮なく）お尋ねください。
・If anything doesn't make sense, please let me know.
ご不明な点がありましたらお知らせください。

⚠翻訳ソフトや翻訳アプリはそれぞれ "translation software" "translation app/application" などと呼ばれますが、カタカナ英語の「ソフト（soft）」や「アプリ（appli）」と読むと伝わらないので注意してください。

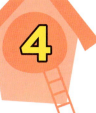

# 4 さまざまな診療場面で役立つ英語フレーズ集

## 考える時間を取りたいとき

何か考えているときや次の言葉が出てこないときに「うーん…」「えーっと…」と言いながら時間を稼ぐ方法がありますが、英語診療でも思わずこのような日本語が出てしまうことがあります。外国人の方には耳慣れない音のため、「えーっと…」が"eight"に聞こえたという話も聞きます。

♪147

このような場合は、"Well…"や"Let me see…"などのつなぎ言葉（フィラー）が便利です。「えーと」や「そうですね…」という日本語と同じように使うことができます。連発すると少し聞き苦しいですが、英語診療に慣れるまではこのような言葉を有効に使っていきましょう。以下のフレーズも役に立ちます。

- Please give me a moment.
  少し時間をください。

## より詳しい情報を聞きたいとき

より詳しく情報を聞きたいとき、たとえば病歴聴取（問診）のときなどに便利なフレーズを紹介します。「昨日からお腹が痛いんです…」という話を聞いたときは、以下のように尋ねると患者さんが話しやすくなります。これらの質問は open question（オープンクエスチョン）とも呼ばれ、話を掘り下げて聞くことができます。

♪148

- Please tell me more about your symptoms.
  あなたの症状についてもう少し教えてください。
- Could you describe your symptoms in more detail?
  症状をもう少し詳しく説明していただけますか？

## 電話での英語対応が難しいとき

英会話が苦手なうちは、「対面で話すのも緊張するのに、英語での電話対応はさらに苦手」という方も多いようです。電話を取ったときに相手から英語で話されると焦ってしまいがちです。電話での英語対応が難しい場合は、以下のようなフレーズがお勧めです。ここではあえて、とてもシンプルな英語表現にしています。

♪149

- I'm sorry, but English is difficult for me (on the phone). Name and number please. We will call you back."

申し訳ありませんが、英語は苦手です（電話での英語対応が苦手です）。お名前と電話番号をお願いします。折り返しお電話いたします。

より丁寧な表現は以下のようになります。

- May I have your name and phone number so we can call you back?

折り返しお電話いたしますので、お名前と電話番号を教えていただけますか？

電話対応中に「保留」にしたいときは以下のように伝えます。

・Could you please hold for a moment?

少々お待ちいただけますか？

第6章-1 に英語での電話対応のロールプレイを掲載していますので、ぜひ参考にしてください。

## 席を離れるとき・お待たせしたとき

英語診療をしているときに、緊急時対応や電話対応などで席を離れなければならないときがあります。無言で退室するのでなく、以下のように伝えましょう。

♪150

**少し席を離れるとき**

・Just a moment, please. /One moment, please. /
Could you wait a moment, please?/Please excuse me for a moment.

※複数の言い換えがあるものについては、はじめのフレーズのみ音声対応しています。

いずれも、「少々お待ちください」という意味です。
- I'm going to step out for a moment. I'll be right back.
少々席を外します。すぐに戻ります。

### 席に戻ってきたとき

- Thank you for waiting.
お待たせしました。（ごく短時間のときに使います）
- Sorry for keeping you waiting.
お待たせしてすみません。
- I'm sorry for making you wait. /I'm sorry for keeping you waiting.
お待たせしてしまい申し訳ありません。

## 個室や別室・隔離室で診察するとき

感染対策や隔離対応のため、個室や別室で診察することもあります。患者さんの待機する部屋に入るときは、以下のように声をかけてから入室するようにしましょう。

151

### 入室するとき（ドアがあればノックしてから）

- May I come in?
入ってもいいですか？
- Are you okay now?
今よろしいですか？

### 退室するとき

- I'm going to go now./I must go now.
それでは失礼します。（もう行かないと）

💬 一旦退室して戻ってくるときは、下記のように目安を伝えておくと丁寧です。

- I'll step out now. I'll come back when the test results are ready.
退室しますね。検査結果が出たら戻ります。

## 患者さんに説明が伝わっているか確認したいとき

♪152

　日本語の診療では「話していることがわかりますか？」とはあまり聞かないかもしれません。けれど英語診療では「ここまでの内容はわかりますか？伝わっていますか？」「何かわからないことはないですか？」など、そのつど確認することが大切です。

- Do you have any other questions or concerns?
  他にご質問やご心配なこと（ご不明な点）はありますか？
- Does that make sense?
  わかりますか？（意味が伝わりますか？ご理解いただけましたか？）

⚠ Do you understand? は直接的過ぎて失礼に聞こえるかもしれません。

- Do you have any questions?
  何かご質問はありますか？
- If you have any questions, feel free to ask me/us.
  ご質問がありましたら、お気軽に（遠慮なく）お尋ねください。
- Please feel free to ask me/us if you would like to know anything.
  何か知りたいことがあれば、お気軽に（遠慮なく）お尋ねください。

処置などを始めるときは、以下のように声かけするとよいでしょう。
- Are you comfortable with me starting the procedure?
  処置を始めてもよろしいですか？

## 説明の意図と患者さんの理解が異なるとき

♪153

　説明した内容が患者さんにうまく伝わらず、話がかみ合わないときは、以下のように伝えたうえで再度説明するとよいでしょう。
- That's not (exactly) what I mean.
  そういう意味ではありません。（それは私が言いたいことではありません）

146

慣れない英語診療では、話の行き違いが起こりやすいものです。こまめに「何かご質問や気になることはありますか？」と確認していきましょう。

## 患者さんに聞きづらい内容を質問するとき

診察中は、患者さんのプライベートに踏み込んだ質問をする場合もあります。前置きなく直接そのような質問をすると、患者さんが驚いたり不快に感じたりする可能性もあります。前置きとして、以下のようなフレーズを伝えた後に質問をすると、患者さんも「プライベートな話をされるのだな」と心の準備ができます 第3章-4〈p82〉（性行為感染症）参照 。

154

- I am going to ask you some questions. These are personal questions, but they are necessary for your treatment.

  いくつか質問をさせていただきます。これらは個人的な質問ですが、あなたの治療には必要なものです。

## 患者さんの要求に対応できないことを伝えるとき

それぞれの医療機関で対応できないことも多くあると思います。この場合は、以下のフレーズが役立つでしょう。

- I'm afraid it's not possible.
155
- I'm sorry, but we can't do that.

  いずれも、「申し訳ありませんが、それは対応できません」という意味です。

- Sorry, but that's not possible at this clinic/hospital.

  申し訳ありませんが、当施設（クリニック／病院）では対応できません。

## 動作を伝えるのが難しいとき

体の動きに関する表現は数多くあります。「腕を上げて、肘を曲げて」「外旋、内旋」「外転、内転」など、これらすべての動作を英語で一つひとつ覚えるのは難しいものです。英語診療に慣れるまでは「実際に動作を見せて、同じようにやってもらう」という対応がお勧めです。

156

例えば、採血のときには以下のようなフレーズがあります。
- Please make a fist with your thumb inside.
親指を入れて、握りこぶしをつくってください。

このような場合も、実際に動作を見せながら、"Please do as I do.（私と同じようにしてください）"、または"Please do this.（こうしてください）"と伝えることができれば、どんな動作にも対応できます。

 この表現を覚えると、英単語を知らなくても動作の説明ができます。ぜひ実践してみてください。英語診療に慣れてきたら、それぞれの動作の英単語を少しずつ覚えていきましょう。

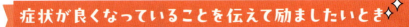
## 症状が良くなっていることを伝えて励ましたいとき

- You are moving in the right direction.
順調にいっていますよ。
- You are in good hands with us.
安心してくださいね、大丈夫ですよ。

♪157

症状が良くなっていると聞いたときは、以下のように伝えるとよいでしょう。
- I'm glad to hear that!
それは良かったですね！
- Sounds good.
良さそうですね。（良い感じですね）
- Great!
素晴らしいです！

## 良くない結果を伝えるとき

- I'm（very）sorry to tell you-/Unfortunately-/
I'm（terribly）afraid that-/I'm sorry to say this-

♪158

残念ですが、申し上げにくいのですが…という意味の言葉です。検査結果は良いものばかりではありません。結果説明の前にこのような言葉を伝えると、患者さんは「良くない話なのだな…」という心構えができます。相手に寄り添う表現でもあります。

- 病状が深刻なときは、突然病名を告げるのではなく、このような前置きをして伝えることが患者さんへの配慮になります。以下の文章は、病名を入れ替えることで、他の状況でも使用することができます。
- I'm sorry to say this, but the test results suggest that you may have leukemia.
　申し上げにくいのですが（残念ですが）、検査結果から白血病の可能性があります。

## 患者さんの不安に寄り添いたいとき

　治療や症状の経過に不安を感じる患者さんには、以下のように声をかけながら寄り添いましょう。

- I understand your fears and concerns.
　ご不安やご心配はわかります。
- I understand your concerns, but you're getting better.
　ご心配はわかりますが、良くなってきていますよ。

　You're improving day by day.（日に日に良くなっていますよ）という言い換えもできます。

- I understand your concerns. It was a tough call.
　お気持ちお察しします。難しい選択でしたよね。
- Making a medical decision can often be a tough call/decision.
　医療的な決断をすることは難しいものですよね。

## 子ども（患児）の処置に不安を感じるご家族への対応

　小さなお子さんが痛みを伴う処置を受けるとき、泣いたり暴れてしまうこともあります。採血や鼻吸引などの処置でお子さんがつらい思いをしていると、ご家族は不安やいらだちを感じ、時には医療スタッ

フに怒りを向けてしまうこともあります。このような場合には、ご家族の不安に寄り添いつつ「お子さんの治療のために必要な処置である」ことをしっかりと伝えましょう。以下は少し長い文章ですが、とても有効な言葉です。

🐤 I understand your concern. Your child is in pain, but it is a necessary procedure to ease his symptoms. We are doing our best to help him get better. So please give us a little more time. Is that OK with you?"

ご心配はよくわかります。お子さんは痛みを感じていますが、これは症状を和らげるために必要な処置です。私たちはお子さんが快方に向かうよう最善を尽くしています。ですから、もう少しお時間をください。よろしいでしょうか？

🐤 女児の場合は "her" に、赤ちゃんの場合は "your baby" に変更できます。

## 検査や治療の資料を読んでもらいたいとき

検査や治療について、事前に準備した英文資料を確認してもらいたいときのフレーズです。英文資料は、翻訳ツールを使って作成することもできますし、既存の英文パンフレットなどを活用するのも良い方法です。ご自身の職種や診療科でよく使う説明資料については、英語表記の資料もあわせて準備しておくと役立ちます。患者さんに英文資料を読んでもらい、質問があるかどうか尋ねましょう 参考資料参照 。

♪161

- We have prepared pamphlets regarding your treatment.
  治療に関するパンフレットをご用意しました。

- This is a document regarding MRI testing.
  これは MRI 検査に関する書類です。

下線の単語を入れ替えることで、他の検査にも応用できます。

🐤 pamphlets は、some documents や imformation に、regarding は about にも変更できます。

- Please read over this and ask me if you have any questions.
  これをお読みいただき、ご不明な点があればお尋ねください。

## 予約日の調整など、日時や数字を伝えたいとき

　英語対応に慣れないうちは、英語で日時を説明することを難しく感じるものです。
　たとえば、「次回のご予約は8月20日の午後2時です」と英語で伝えたいときは、"Your next appointment is at 2:00 pm on August 20th." となります。ちょっとハードルが高いですよね。英語に慣れないうちは、カレンダーの日付を指差しながら説明をしたり、紙に日時を書いて説明するのも良い方法です。もちろん無理せず翻訳ツールを使用してもOKです。

♪162

　June（6月）と July（7月）、October（10月）と November（11月）などは慣れるまで混同しやすいので、カレンダーに英語で書き込んでおくのもお勧めです。

### カレンダーの日付を指さしながら

・How about this date for your follow-up visit?
　再診日としてこの日はいかがですか？
　この場合 follow-up visit は「再診日」として用いています。

### 複数の候補日を指さしながら（または○をつけながら）

・Which day would you prefer for your follow-up visit?
　再診日としてどの日をご希望ですか？
・Would you prefer a follow-up visit on this date or this date?
　再診日として、この日とこの日のどちらをご希望ですか？

### 日付を紙に書いて伝える

　たとえば、2024年10月5日と伝えたいときは、日本語表記の「2024/10/5」でも伝わるようです。
　アメリカでは、"October 5, 2024" と言い、表記は「10/05/2024」となります。イギリス表記は「05/10/2024」です。
　英語診療に慣れてきたら、予約日の調整についても練習していきましょう。

# コラム

## 英語診療では、こんな勘違いも！

　英語診療ではしばしば勘違いやニュアンスの違いが生じます。筆者が経験したエピソードもまじえてご紹介します。

### 馬のような声⁉

　「かすれた声」は、英語で"hoarse voice"と言います。筆者はこの"hoarse"を"horse"（馬）と勘違いして、馬のような声なのか…と思っていました。かすれた声を馬の鳴き声にたとえて表現しているのかと思っていたのです。このことをアメリカ人の英会話講師と話していたら、「この二つの単語は音も一緒でスペルもまぎらわしいので、実際そんなジョークもあるよ」と教えてくれました。

### faint？　feint？

　「気が遠くなる／気絶する」は、"lose consciousness"や"pass out"などと言いますが、"faint"とも言います。筆者はこれを、よろけたり不意をつかれたりするという意味で、サッカーのフェイントと同じなのか…と思っていました。そこで英会話講師に聞いてみたところ、「サッカーのフェイントは"feint"だよ。faintとfeintは音が一緒だけど、違う単語だよ」と教えてもらいました。

　"Have you ever fainted?"（気を失ったことがありますか？）という英語フレーズが、あやうく、"Have you ever feinted?"（フェイントをかけたことがありますか？）になるところでした。発音すればどちらも同じなので、相手には気づかれませんが…。

## dairy？　daily？

　乳製品は、英語で"dairy product"と言います。アレルギー診療ではよく使う言葉です。筆者はかつて"dairy"を"daily"（毎日の）だと勘違いしていて、牛乳は毎日飲むからデイリープロダクトなのか…と思っていました。

## "How would you describe your diet?"

　「あなたのダイエットについて説明してください（あなたのダイエットはどのようなものですか？）」という質問です。この質問は、「あなたの食生活について説明してください」という意味です。ウォーキングやジムなどの「運動によるダイエット方法」を確認しているわけではありませんので、もし聞かれた場合は"I do muscle building everyday"（毎日筋トレをしています）とは答えないようにしましょう。

## 感冒（かぜ）で"go to the hospital"？

　「病院に行く」という意味で"go to the hospital"と言いがちですが、この言葉は事故やケガ、重い症状で病院を受診する場合などに使われます。"I'll go to the hospital"と言うと、重病なのかと心配されてしまいます。感冒で病院を受診するときは、"see a doctor"や"go to the doctor"と言いましょう。

## "disease"は"illness"よりも深刻な病気？

　"disease"と"illness"はどちらも病気を表す単語ですが、"disease"のほうが"illness"よりも、より深刻な病気というニュアンスのようです。そのため、病歴聴取をするときに"Do you have any diseases?"（何か病気はありますか？）のように尋ねてしまうと、喘息や鼻炎のある患者さんであれば、深刻な病気ではないから…と感じて「特に"disease"はありません」と答えてしまうかもしれません。病歴の確認法については、 第3章 -4 を参照ください。

## シールをあげるの !?

　小児科では、採血や処置などで子どもたちが頑張ったときは、ご褒美として
キャラクターのシールなどを渡すことがあります。このような、日本で言うシー
ルは英語では "seal" ではなく "sticker"（ステッカー）と呼ばれます。英会話
講師によると「"seal" というと、昔の貴族が手紙を書いて蝋（ワックス）を垂
らしてスタンプして封をする感じ」とのことでした。なんだか高級な感じです
ね。

　こういったニュアンスの違いなどは、患者さんから怪訝な顔をされるこ
とはあっても、直接指摘されることは少ないかもしれません。英会話教
室やオンライン英会話などを利用し、講師との雑談や医療ロールプレイの中で
学ぶのも良い方法です。

第5章

# 診療英会話の
# お役立ち箱
# 〜よくあるお悩み〜

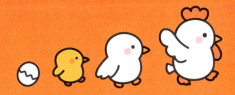

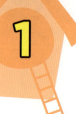

# 1 外国人患者さんが日本の医療機関を受診すると、どのように感じるのでしょうか？

　これまでに日本の医療機関を受診した外国人患者さんは、どのようなことを感じたのでしょうか。またどんな要望があるのでしょうか。本章では、日本在住の複数の外国人の方々にアンケート調査を行い、その結果と対応策をまとめました。アンケートには、日本の医療機関を受診したことがある、国内在住のアメリカ、カナダ、オーストラリア、イギリスご出身の方々が回答してくださいました。

⚠️「外国人患者さん」と一括りにしていますが、それぞれ国籍や年齢、生活歴、症状や既往歴も異なります。すべての患者さんに該当する意見ではないことをご了承ください。

## 必要な声かけをしてほしい

・診察終了後に医師がパソコンのほうを向いてしまい、看護師が声をかけてくれるまで診察が終わったことに気づかなかった。"Take care" など、診察が終わったという合図になる声かけがほしい。
・患者が治療や検査の説明や指示などを理解できているか、そのつど確認してほしい。
・どのようなときに再診が必要なのかを伝えてほしい。

　**対応策**
　診察の最初と終了時にはあいさつや声かけを忘れずに。患者さんの顔を見て、アイコンタクトを取りながら会話しましょう。検査や治療については、きちんと伝わっているかそのつど声かけをしましょう。

日本の診療では、質問がなければ患者さんが理解したものとして診察を進めてしまいがちです。けれど英語診療では、説明が伝わっているかどうか、何か質問があるかどうかをこまめに確認、声かけすることが大切です。声かけには下記のフレーズが役に立ちます。再診の目安の伝え方は、第3章-13 を参照ください。

・Does that make sense?
　伝わっていますか？
・Do you have any questions or concerns？
　何かご質問やご心配なこと（ご不明な点）はありますか？

## わかりやすい言葉で伝えてほしい

・英語の医療用語（専門用語）で説明されたので、難しくてわからなかった。

対応策

　患者さんに伝わりやすい言葉で説明しましょう。
 論文や教科書を中心に診療英語に触れている方は、その用語が専門的で患者さんには伝わりにくいということを知らずに使っているかもしれません。専門用語（医療用語）と一般（日常）用語については、第5章-2〈p160〉（患者さんに英語が伝わらない…）に掲載していますので、参照ください。

## 英語の説明文がほしい

・検査や治療の説明がよくわからなかった。
・検査着の着用の仕方がわからず困った。
・英語の問診票や、検査や治療についての英語のパンフレットや説明文があるとわかりやすい。

対応策

　問診票や、検査・治療内容についての説明文は英語表記のものも準備しておくと便利です。必要な書類については事前に翻訳ツールを使って作成するか、本書巻末の参考資料を参考にしながら準備しておくと診療がスムーズです。検

査結果を説明する場合は、翻訳ツールを使って事前に説明文を作成しておくのもよい方法です。

　診察中に検査結果を英語で説明するのは難しいものです。事前準備をすることで焦らずにすみますし、患者さんに文書に目を通してもらって、質問がないか確認するということも可能です。実際に、検査結果に英文の説明書を添えてお渡しした経験がありますが、患者さんは内容を理解しやすく診察の満足度も高いようでした。書類の準備には時間がかかりますが、英文作成の練習にもなりますし、その書類を用いることで余裕をもって診察ができるようになります。

## 打ち解けた会話もしてほしい

・海外では、医師と患者の信頼関係を築くために、診療とは直接関連しない内容も含めて多くの質問をする傾向にあります。日本の医療はビジネスライクで、フレンドリーではない印象です。

対応策

　英語診療に慣れないうちは、症状の確認や治療の説明をするのに精一杯のため、会話が一方的になりがちです。オープンクエスチョンを効果的に使うことや、あいづちや共感、傾聴を忘れずに診察をすすめていきましょう。

　リラックスして診察を受けられるような配慮も必要です。たとえば、海外に帰省していた患者さんに「帰省はどうでしたか？ ゆっくり過ごせましたか？ 〜それは良かったですね！」などのちょっとした声かけをすると気持ちがほぐれるようです。

## 人種や体形などへの配慮をしてほしい

・人種や民族、年齢、体形、宗教、食事などに関して、国際的な認識や感受性をもって配慮してもらえるとありがたい。
・人種が異なると、骨格や肌質なども異なるので、そのような知識を身につけてほしい。

・体格が大きいと、母国では薬剤投与量を増やしたりするので、そのような対応をしてほしい。

対応策

　日本人は、多様な文化に触れる機会が少ないことから、知らずに患者さんに対して配慮の欠けた対応をしていることがあるかもしれません。「何かご質問や気になることはありますか？」「配慮が必要なことはありますか？」のように、そのつど質問を重ねて、齟齬がないようにすることが大切です 第3章-14〈p122〉（質問や気になること〜）/ 第3章-7〈p91〉（個人的 / 宗教的な制限〜）参照

　患者さんが多様化 / 国際化していくなかで、これらの取り組みは、英語診療に限らずどのような場面でも必要になっていきます。

　英語診療に慣れていない間は英語対応に精一杯で、このような配慮をする余裕がないかもしれません。試行錯誤していくことで、日本語の診療と同じように、英語診療でも患者さんに寄り添った対応ができるようになっていくでしょう。

　その他にも、「英語ができないからといって診察を断らないでほしい。もし対応できない場合は他の病院を紹介してほしい」「翻訳ツールを利用しながらの診療でもちろん OK」という意見もありました。できることから対策を講じていきましょう。

# 2 医療者は英語診療をするとき、どのように感じているのでしょうか？

　ここでは、英語診療を始めたばかりの方々の疑問やお悩みについてまとめました。英語診療を始めると、うまくいかないことや、もやもやすることが次々と出てきます。そのつど、該当する部分を再確認してみてください。

## 患者さんに英語が伝わらない…

　英語診療で一番多いお悩みかもしれません。このような場合、よくある理由は以下のようなものです。
①英語の発音が伝わりにくい
②アクセントやイントネーションの問題
③英単語が専門的過ぎる
④焦って早口になったり、しどろもどろになってしまい、相手が聞き取りづらい
⑤マスクをしていて声がこもって聞き取りにくい
　これらを、一つひとつ説明していきましょう。

### ①英語の発音が伝わりにくい

　英単語の発音は、カタカナ英語の発音とは異なる場合があります。たとえばワクチンは英語でvaccine「ヴァク**スィ**ーン」と発音します（赤字は強調する部分です）。カタカナ英語とはずいぶん読み方が異なりますね。そのため「ワクチン、ワクチン」と何度伝えても患者さんが理解することは難しいです。
　英語の発音は、自分で思っているより伝わりづらいこともあります。英語アプリを活用し、ご自身の発音が伝わりやすいか確認することもお勧めです。ご自身の職種や診療科でよく使う英単語については、この機会に発音を見直してみましょう 第2章-1参照 。

ちなみに「ワクチン」とカタカナ英語でアプリに音声入力すると"work

team（作業チーム）"や"luck team（幸運のチーム）"と表示されました。カタカナ英語と実際の発音の違いをぜひ確認してみてください。

## ②アクセントやイントネーションの問題

アクセントとは、単語を話すときの音の高低や強弱で、イントネーションとは、文章を話すときの音の高低などを意味します。

☆アクセントとは、日本語の「はし（お箸）」「はし（橋）」の違いのようなものです。たとえば「はしがありますか？」という文は、単語のアクセントで意味が違ってきます。実際には文脈で判断することも多く、国や地域によってはアクセントが異なる場合もあります。日本語の方言も一緒ですね。

先ほどの「ワクチン」もそうですが、「ラテックス」や「座薬」などの英単語は、発音の他にアクセントにも注意が必要です。ラテックスは latex（レイテックス）、座薬は suppository（サパーザトウリィ/ザパーズィトゥリ）となります。Suppository は、イギリス英語だとカタカナ読みのサポズィトゥリでも伝わるようです。

英単語の発音を学ぶときは、アクセントも一緒に確認しましょう。

☆イントネーションは、文章全体の音の高低を表します。イントネーションの違いにより、同じ文でも意味が違って聞こえる場合があります。

たとえば"I'm sorry."↘　と語尾を下げれば「すみません」という意味になりますし、"I'm sorry?"↗と語尾を上げれば、相手の話を聞き返す表現になります。

"You have asthma."↘　と語尾を下げると「あなたは喘息です」となりますが、"You have asthma."↗と語尾を上げてしまうと「あなたは喘息ですか？」という質問に聞こえてしまうこともあります。普段から語尾を上げて話しがちな人は注意が必要です。

英語に慣れないうちは、語尾が不明瞭になることもあります。Do you-? などと質問したいときは、しっかり語尾を上げて話しましょう。

例：喘息があるかどうか質問したいときは、"Do you have asthma？"↗としっかり語尾を上げると伝わりやすくなります。

そのほかにも、イントネーションにはさまざまなルールがあります。少しずつ学びを深めていきましょう。

**2**

医療者は英語診療をするとき、どのように感じているのでしょうか？

## ③英単語が専門的過ぎる

　同じ意味の言葉でも一般用語と専門（医学）用語で、使われる単語が異なる場合があります。日本語で言うと、「咳」や「鼻づまり」は一般用語となり、「咳嗽」や「鼻閉」は専門用語となります。違いが曖昧なものもあり、専門用語であっても患者さんに知られているものもあります。

　英語論文などを読み慣れていると、知らずに難しい専門用語を患者さんに使っていることがあります。患者さんに伝わりにくいと思ったときは、わかりやすい言葉に置き換えるようにしましょう。そのためにも診療中は「質問はありますか？」「わからないところはありませんか？」と、そのつど声かけをしましょう 第4章-4〈p146〉参照 。

　下記に、いくつかその実例を挙げます。

・「痰」は専門用語で sputum ですが、phlegm（フレム）のほうが伝わりやすいようです。

・「嘔吐する」は vomit でも伝わりますが、throw up のほうが伝わりやすいです。

・「気管支喘息」は直訳すると bronchial asthma ですが、単に asthma で伝わります。

・「アトピー性皮膚炎」は atopic dermatitis で伝わることもありましたが、難しく感じる患者さんには eczema と置き換えて伝えています。

・「虫垂炎」は appendicitis で、このまま伝わりました。

　このように診療でよく使う英単語については、わかりやすい単語をあわせて覚えておくようにしましょう。

　いろいろな学習法があると思いますが、筆者はオンライン英会話で講師に「この言葉は伝わりやすいですか？」「伝わりやすい言葉があれば教えてください」と確認しながら学んでいます。また、英単語を調べるときに、類義語を確認するのも良い方法です。類義語を知っていると、相手にうまく伝わらなかったときに別の言葉に置き換えて説明することが可能です。たとえば、「便秘（constipation）」が伝わらなければ、「何日も便が出ないこと」などと言い換えることもできます。

## ④焦って早口になったり、しどろもどろになってしまい、相手が聞き取りづらい

英語に慣れないうちは会話をするのが精一杯のため、焦ったりしどろもどろになってしまうことで、相手が聞き取りづらくなることがあります。相手にうまく伝わらないとさらに焦ってしまうという悪循環に陥ります。

🐥 「ペラペラ流暢に話すこと」が大切なのではありません。英語に慣れるまでは、情報を正確に伝えるためにも「焦らずゆっくり、丁寧に話す」ことがお勧めです。対応が難しいときは、無理せず翻訳ツールを利用しましょう。

## ⑤マスクをしていて声がこもって聞き取りにくい

これは日本語診療でもしばしば生じます。マスクをしていると相手に口の動きが見えず、声がこもるので聞き取りづらくなります。④でもお伝えしたように、ゆっくりはっきり、丁寧に話すことが大切です。

### 翻訳ツールを使って診療しています。話せるフレーズは少しずつ増えてきたけれど、患者さんの英語はなかなか聞き取れない…

このようなお悩みもよく聞きます。外国人の方々の英語を聞き取れるようになるのは、ある程度時間がかかるものです。会話のスピードに慣れることのほか、国や地域の発音の違いに慣れることも必要です。母国語の発音のクセなどによっても聞き取りやすさが異なります。

英語診療に慣れるまでは翻訳ツールを併用しながらでよいと思います。少しずつ耳が慣れてくると、聞き取れるフレーズや単語が増えていきます。「英語が少しずつ聞き取れるようになってきたと思ったら、ある段階で一気に聞き取れるようになった」という人もいるようです。

🐰 英語はある程度のインプットがないと、聞き取れるようになるのは難しいと言われています。診療英会話のほかに、日常英会話に触れる機会も積極的につくりましょう。SNSや動画、オンライン英会話などで英語に親しむほか、海外ドラマや映画、洋楽の歌詞など好きな方法を取り入れながら、英語に馴染んでいくのがお勧めです。本書の英語音声もぜひご活用ください。

2

医療者は英語診療をするとき、どのように感じているのでしょうか？

## 翻訳ツールを利用しているけれど、正確に翻訳されていないことがある…

翻訳ツールの種類や使い方によっては、伝えたい内容が大きく変わってしまうことがあります。最近はAIやChat GPTの精度が向上しているようなので、好みの媒体を利用するのもお勧めです。

### ひよこさん向けアドバイス

ここでは「Google 翻訳で英語診療をする」ときのアイデアをご紹介します。英語や翻訳アプリに慣れていなくても、Google 翻訳を活用したことがある方は多いようです。私もGoogle 翻訳をよく利用しています。時折不自然な英語表現になることもありますが、丁寧な日本語で入力すると、精度の高い英文を作成できるようです。

☑主語を入れる

主語をしっかり入れると精度が上がります。特に小児科診療や介助が必要な方の診療のときは有効です コラム〈p192〉（赤ちゃんや小さいお子さんの診療～）参照 。

☑英語⇔日本語両方で確認する

翻訳アプリを用いて英文を作成した後、作成した英文→日本語と反転すると、英文が正確かどうかがわかります。変換した日本語が不明瞭な場合は、その英語は伝わりづらいことが多いです。

☑2つの翻訳アプリを併用する

Google 翻訳やDeepL 翻訳などの他のアプリを用いて両方で英文作成し、翻訳内容を比較して伝わりやすいほうを採用する方法もあります。

🐥翻訳ツールに慣れてくると、正確に翻訳されやすい日本語入力の仕方が身についてきます。

🐥英語診療に慣れると、翻訳ツールで作成した英文の違和感や齟齬に気づきやすくなります。そのためツールを使うことがもどかしくなってきて、少しずつ自分で話すフレーズが増えてもきます。翻訳ツールを自転車の補助輪として使いこなし、慣れてきたら少しずつ手放していきましょう。

## 失礼な英語で伝えていないか不安…。ずっと丁寧語で話していればいいの？

　英語に慣れないうちは、とにかく英語を話すのが精一杯で、必要事項を伝えることが最優先になりがちです。少しずつ英語診療に慣れてくると「より自然に丁寧に伝えたい」などの気持ちがわいてくるでしょう。丁寧な言葉で伝えるのも大切ですが、英語も日本語と同様に、ある程度緩急をつけて話すほうが自然に聞こえます。

　たとえば日本語の診療でも、はじめは「今日はどうされましたか？」「お名前をお伺いします」など丁寧な言葉を使いますが、診察中は「大きく息を吸って、吐いて」などと簡潔に伝えることもあります。ここで「大きく息を吸っていただけますでしょうか？」「どうか息を吐いてくださいませんか？」などの言葉を使うと大げさに聞こえてしまいます。このように、最初のあいさつや重要な説明は丁寧に、そのほかは簡潔に伝えることで会話がよりスムーズになります。

　英語も同じです。すべての言葉に Could you-? May I-? など丁寧な表現を使い続けなくても、最初のあいさつは丁寧にして、診察中は Please-. や Any-?（Please open your mouth./ Any cough?）などを織り交ぜながら緩急をつけて話すと、より自然な流れになります　第2章-2参照　。

　伝えるときの声の調子（トーン）も大切です。たとえ英語のフレーズが命令調であっても、伝え方が柔らかく丁寧であれば、相手は不快な気持ちにならないかもしれません。

　このような言葉のニュアンスは、英語診療を重ねていくと少しずつ慣れていくと思います。

通院中で、信頼関係ができている患者さんであれば、ある程度くだけた表現を使ってもよい場合もあります。

## 医療英語の本をいろいろ購入したけれど、自分の診療科に関する項目が少なく、実践的ではない…

　すべての職種や診療科の医療英語を一冊の本にまとめるのは難しいものです。本書についても、英語診療の基礎的な内容を掲載していますが、実際に診療を

すると不足する部分も出てくるでしょう。巻末に、関連する Web ページを掲載しましたので、参考にしてください。特に厚生労働省の Web ページはさまざまな言語に対応しており、問診票や各種同意書なども掲載されています。

　各種検査や治療、処置などについては英文資料を一通り準備しておくと役立ちます。たとえば「吸入　パンフ　英語」などで画像検索すると、製薬会社が作成した英文資料なども確認できます。

　オンライン英会話などで英語講師に診療フレーズをチェックしてもらう方法もあります。筆者は、専門外来の英文書類などを作成した際には、英語講師に内容を確認してもらったり、診療ロールプレイを依頼したりすることもあります。本書は、なるべく応用の利く形にしました。2 章と 3 章に英文フレーズを多数紹介していますので、ご自身の職種や診療科でよく使う英単語に入れ替えて文章を作成したり、よく使うフレーズを選びだして診療の流れに沿って並べることで、実践的なオリジナルのフレーズ集を作成することができます。

## 英語診療をしてみたいけれど、外国人患者さんと接する機会が少ない…

　外国人患者さんに出会う機会の少ない地域や施設もあると思います。診療英語の勉強を始めたけど、実践する場所がない、という場合には、以下のような方法を試してみましょう。

### 少ない機会を最大限に生かす

　少ない機会を逃さず、積極的に対応していきましょう。勉強するのみでは実践での対応力を身につけることは難しいものです。手探りでも何度か英語診療をしていくと、英語対応の仕事が自然と集まってくることもあります。英語対応ができる施設と認知され、近隣から患者さんが紹介されることも増えていきます。

### 英語アプリの活用

　会話練習ができる英語アプリも増えてきているようです。診療を想定して練習を繰り返すのもよいでしょう。

### オンライン英会話の活用

　前述しましたが、オンライン英会話などを利用し、講師にご自身の作成した医療英語の資料をチェックしてもらったり、診療ロールプレイの練習を依頼したりするのもお勧めです。すべての英会話講師がそれらに対応可能というわけではないと思いますが、経験豊富な講師に趣旨を説明してお願いすると、素晴らしい患者さん役を演じてくれる場合もあります。例えば、「小児科の英語診療の実践練習をしたいです。"5歳男児、初診。昨日からの熱と咳で受診"という場面設定で、患児の家族役として会話練習をお願いします。より伝わりやすい英語表現も教えてください」というように具体的に依頼すると、状況にあわせた英会話練習や、患者さんに伝わりやすい英語フレーズを教わることもできます。オンライン英語も上手に活用すると、非常に意義のあるものになります。

### 自身の施設や診療科で英語の勉強会をする

　英語診療の経験を積んだスタッフが講師となって診療英会話のレクチャーを開催することや、診療チームで実践的な英語でのロールプレイを行うことは、チーム全体の英語力向上につながります。

英語診療に慣れるためには、さまざまな機会を利用し、実践的に英語を話していくことも大切です。

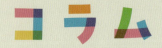

## 通訳を介した英語診療

　外国人患者さんの診療では、通訳の方が介入することもあります。英語診療に不慣れなときは心強い存在です。

### 通訳のパターン

　通訳のパターンはさまざまで、以下のようなものが挙げられます。
①医療機関に所属する通訳担当スタッフが対応する場合
②オンラインの通訳サービスを利用する場合（医療機関ごとに提携している場合もあります）
③患者さんのご家族や友人、知人が通訳として同行する場合
④患者さんが医療通訳などを同行する場合

　①のようにご自身の施設に通訳担当の方がいる場合、診療はスムーズだと思います。
　②のように、オンラインで画面越しに通訳とやりとりをするという方法もあります。筆者も利用したことがありますが、英語以外の言語にも対応していて、通訳スキルも安定して質が高い印象でした。
　③については、個人差はありますが、やり取りしやすいことが多い印象です。もともと通訳と患者さんの信頼関係があり、事前に症状や経過などの情報が共有されていることもあるので、比較的診療がスムーズです。
　④についてはケースバイケースと言えます。沖縄では、一部の外国人患者さんたちは受診時に通訳を同行するのですが、通訳の力量によって診察の精度が大きく変わる印象があります。正式な通訳担当者以外にも、医療通訳に不慣れな日本人職員などが同行する場合もあるようです。通訳スキルが高い場合は、患者さんとのやり取りはとても円滑で、ストレスなく診療できるのですが、そ

うでない場合は患者さんに医療情報が正確に伝わりづらいことがあります。

**実際にあったエピソード**

　以前に、実際にあったエピソードをご紹介します。医療通訳を介した英語診療のときに、通訳がご自身の言葉をどんどん足して患者さんに伝えてしまったため、医療情報が食い違ってしまい、患者さんが戸惑ってしまったというお話です。

　筆者が、まだ翻訳ツールを使用しながら英語診療をしていた頃のことです。湿疹とかゆみがある外国人のお子さんが、通訳を伴ってご家族と受診しました。通訳を介して「湿疹とかゆみが落ち着くまで軟膏を塗ってくださいね」と伝えてもらおうとしたのですが、通訳の方が突然、「湿疹は severe（重篤）なアレルギー症状です」のような内容をご家族に延々と語り出してしまいました。医療者と患者さんの間の通訳というよりも、ご自身の勉強した医療の知識を患者さんに説明している感じで、実際の患者さんの症状とは乖離した内容でした。

　英語の聞き取りはある程度できたため、説明内容の食い違いに気づき、「そのような説明ではありません」と訂正したのですが、その後も同様の対応が続き、ご家族も怪訝な顔をし始めたので、結局翻訳アプリを使用しながら自分で説明することになりました。このようなケースは多くはないのですが、たとえ通訳が介入していても、翻訳されている内容をある程度把握するための英語力は必要だと感じるきっかけになりました。

　英語診療の場で、多彩な医療情報を通訳するという仕事は、負担の大きいものだと思います。英語診療を円滑に進めるためにも、通訳が"通訳しやすい医療情報を提供する"ことはとても大切です。

## 通訳を介した英語診療を円滑に進める工夫

**①わかりやすい言葉で伝える**

　病名や症状など、一般の方にもわかりやすい言葉で伝えることが大切です。

**②短い文章で簡潔に伝える**

　一気に長い説明をすると、通訳の負担が増します。短文で少しずつ伝えるようにしましょう。

**③通訳を介してこまめに確認作業を行う**

　「『何か質問はありますか』『ここまででわからないことはありませんか』と患者さんに聞いてください」と、通訳を介してこまめに確認作業を行いましょ

う。そうすることで、情報の齟齬が少なくなります。説明の区切りごとに、確認のための質問をはさんでいきましょう。

④患者さんと適宜アイコンタクトを取る

通訳との連携に集中しがちですが、患者さんとの直接のコミュニケーションはとても大切です。通訳を介した診療であっても、患者さんと適宜アイコンタクトを取りましょう。患者さんの安心感にもつながります。

⑤通訳から患者さんへの説明に、情報の食い違いがないかも確認する

医療情報が的確に伝わっているかどうかを把握するためには、患者さんの表情やしぐさを確認することも大切です。医療情報が伝わりにくい場合は、①～③を繰り返しましょう。診療の専門性が高く説明内容が難しい場合は、ご自身の翻訳ツールや資料などを併用しながら診療を進めることも必要かもしれません。

通訳は、外国人患者さんと医療をつなぐ大切なパートナーです。英語診察の他にも、保険手続きや各種書類対応などもサポートしてくださる心強い存在です。適切に連携しつつ、患者さんが安心して治療を受けられるような環境整備をしていきましょう。

# 第6章

# 英語診療に役立つロールプレイ集

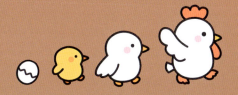

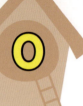

# 外来英語診療のロールプレイ

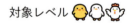

対象レベル

　これまで、英語診療に役立つ英単語や英文法、英語のフレーズ、あいさつやあいづちなどについて学んできました。ここでは、外来診療のさまざまな場面を、英語と日本語でロールプレイ形式で掲載しています。英語音声（QRコード）を確認しながら、実際の英語診療を会話形式で学びましょう。

☆各診療場面は、約300語の英単語で、短くコンパクトにまとめています。
☆掲載した英文は、あくまで一例です。
☆日本語訳は、自然な会話にするため意訳している箇所があります。
☆ご自身の職種や診療科に当てはまらない診療場面もあるかもしれませんが、さまざまな状況の英語表現に慣れるためにもぜひご活用ください。

## レベル別のアドバイス

😌診療英会話に少し慣れてから取り組むことをお勧めします。
🐤全体の流れを音声とともに確認して、ひよこ（🐤）マークのコメントを参考に読み進めてみてください。
🐧全体の流れを音声とともに確認し繰り返し声に出して練習しましょう。ひよこ（🐤）とわかどりさん（🐧）マークのコメントを参考にしてください。
🐔本章を音声で学んだ後は、ご自身の職種や診療科にあわせてロールプレイを作成し、練習してみましょう。

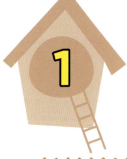

# ロールプレイ①：電話対応

　英会話に慣れていないと、英語での電話対応は難しく感じるものです。ここでは、診療に関する英語での電話対応をロールプレイでまとめました。

## 英語診療のポイント

- 電話を取ったらまずは名乗った後に、相手の名前や症状、初診の有無などを確認し、予約を取りましょう。
- 英語の名前に慣れていなければ、スペルを確認しましょう。
- 相手の名前を確認したら、"Thank you Mr./Ms. ○○."のように名前で返答すると丁寧です。予約を再確認しつつ、終わりのあいさつをしましょう。

♪163

Staff（St.）：Hello, this is Hiyoko Clinic/Hospital. How may I help you?
Patient（Pt.）：Hello, I'd like to make an appointment.
St.：I see. <u>Have you visited us before?</u>   受診歴があるかを確認しています。
Pt.：No, this would be my first time.
St.：I see. Could you please describe your symptoms?
Pt.：I've had a fever and cough since yesterday. Can I come in today?
St.：<u>Let me check, please wait a moment.</u>  予約状況の確認などでお待たせするときは、このように声をかけておくとよいでしょう。
Sorry, we're fully booked today. How about tomorrow morning?

Pt.: That's fine.
St.: Okay. May I ask your name?（May I ask your name and date of birth?）
Pt.: My name is Ryan Turner.（My date of birth is May 1, 2000.）
St.: Could you please tell me how to spell your name?
Pt.: Ryan is spelled R-Y-A-N and Turner is T-U-R-N-E-R.（That's Ryan, R-Y-A-N and Turner, T-U-R-N-E-R）
St.: Thank you, Mr. Turner. So how about tomorrow at 9 a.m.?
Pt.: That would be great.
St.: Okay. We will see you tomorrow. Please take care.

外国人の名前に慣れていない場合は、迷ったら確認するようにしましょう。

Thank you の後に名前を告げると丁寧です。

予約の提案、確認、最後のあいさつまでの流れは、覚えておくと便利です。くり返し練習しましょう。

スタッフ：こんにちは、ひよこクリニック／病院です。どうされましたか？
患者：こんにちは、予約を取りたいのですが。
スタッフ：そうですか。以前当院に来られたことはありますか？
患者：いいえ、初めてです。
スタッフ：わかりました。症状を教えていただけますか？
患者：昨日から熱と咳があります。今日受診してもいいですか？
スタッフ：（予約を）確認しますので、少々お待ちください。…申し訳ございません。本日は予約でいっぱいです。明日の午前中はいかがですか？
患者：大丈夫です。
スタッフ：わかりました。お名前を伺ってもよろしいでしょうか？（お名前と生年月日を伺ってもよろしいでしょうか？）
患者：名前はライアン・ターナーです。（生年月日は2000年5月1日です。）

スタッフ：お名前のスペル（綴り）を教えていただけますか？
患者：ライアンは R-Y-A-N、ターナーは T-U-R-N-E-R です。
スタッフ：ありがとうございます、ターナーさん。それでは明日の午前 9 時はどうですか？
患者：はい、お願いします。
スタッフ：わかりました。それでは明日お会いしましょう。お大事になさってください。

**豆知識**

ロールプレイの会話はあくまで一例です。患者さんの名前は最初に確認することもできます。実際の電話対応で、患者さんの話が聞き取れないときや、もう一度確認したいときなどは、 第 4 章 -2 のフレーズを参考にしてください。電話対応が苦手な場合は、折り返し連絡するよう伝えるとよいでしょう 第 4 章 -4 〈p144〉（電話での英語対応が難しいとき）参照 。

# ロールプレイ②：初診対応

　発熱と頭痛で初めて受診した女性について、外来診療の様子をロールプレイでまとめました。身体診察の声かけについても学んでいきましょう。

## 英語診療のポイント

- 自己紹介をした後、患者名を確認し、病歴聴取や身体診察を行い、検査や治療について説明しています（紙面の都合で身体診察は簡素化しています）。
- 🐥 名前の確認後、座るよう促し、病歴聴取を始めます。身体診察の声かけも練習しましょう。
- 🐧 周囲で流行している感染症を確認しましょう。治療薬の提案や、症状の見通し、再診の目安についても説明すると丁寧です。

Doctor (Dr.) : Hello. I'm Doctor Suzuki. May I just confirm your name? ……… 患者名を確認しています。

Lilly Spencer (L.S.) : Hello. My name is Lilly Spencer.

Dr. : Thank you, Ms. Spencer. Please have/take a seat. What brings you here today? ……… 名前の確認の後、座るよう促し、症状の確認をしています。この流れは覚えておくと便利です。

L.S. : I have a fever, cough and headache.

Dr. : That must be tough. How long have you had these symptoms?

L.S. : Since yesterday.

Dr. : I see. Is there anyone around you that has had the same/similar symptoms? ……… 寄り添いの言葉をかけた後、より詳しく症状を確認しています。

L.S. : No one in my family, but one of my coworkers had the flu.

Dr. : OK, then let me examine you. I need to have a look at your throat first. Please open wide and say ah. Now I need to check your breathing. Please pull up your shirt. Please take a big breath and then let it out. Please turn around and I will listen again. Thank you. You can pull your shirt back down now.

身体診察を始める前には声かけをしましょう。診察中の声かけも大切です。

The flu is widespread in the community now, so may I conduct a flu test? I will need to swab the inside of your nose. I'm afraid this may be a little uncomfortable.

検査内容と、不快感をともなう処置であることを説明しています。

L.S. : How long will it take to get the results?
Dr. : I can give you the results within 30 minutes.
L.S. : I see. OK.

---- ＜検査を終えて結果が判明＞ ---

Dr. : Thank you for waiting. I am sorry to tell you, but you have influenza type A according to the test results.

良くない結果などを伝えるときに有用なフレーズです。

L.S. : I thought that may be the case.

Dr. : Your symptoms will likely get worse for a few more days before they get better. However, I can prescribe some medicine to help your fever and also an antiviral medicine. Would you like me to prescribe these for you?

症状の見通しを説明し、治療について提案しています。

L.S. : Yes, please.

Dr. : There are two types of antiviral medications that I can give you. Would you prefer an inhaler or tablets?

薬剤の希望を確認するときに便利です。

L.S. : I would prefer an inhaler.

Dr. : Certainly. If you are not getting any better after a few days, please come back to see me. Please take care.

再診の目安を説明することは大切です。

医師：こんにちは。担当の鈴木です（医師の鈴木です）。お名前を確認させていただいてもよろしいでしょうか？

スペンサー：こんにちは。リリー・スペンサーです。

医師：ありがとうございます、スペンサーさん。どうぞお座りください。今日はどうされましたか？

スペンサー：熱があって、咳と頭痛もあります。

医師：それはつらいですね。症状はいつからですか？

スペンサー：昨日からです。

医師：そうですか。あなたの周りに同じ（ような）症状の人はいますか？

スペンサー：私の家族にはいませんが、同僚の一人がインフルエンザにかかっていました。

医師：わかりました。では診察させてください。まずは喉をみますね。大きく口を開けて「あー」と言ってください。次に呼吸／胸の音を確認します。シャツを上げてください。大きく息を吸って、吐いてください。背中の音も聞きますので、後ろを向いてください。ありがとうございます。シャツを下ろしてください。
最近インフルエンザが流行していますので、インフルエンザ検査をしてもいいですか？ 鼻の中に綿棒を入れる（綿棒で拭う）必要があります。少し不快に感じるかもしれません。

スペンサー：結果が出るまでどのくらいかかりますか？

医師：30分以内に結果が出ます。

スペンサー：わかりました。

---- ＜検査を終えて結果が判明＞ ---

医師：お待たせしました。検査結果によると、あなたはA型インフルエンザに感染しています。（結果はインフルエンザA型ですね）

スペンサー：そうかもしれないと思っていました。

医師：症状が良くなるまでに、数日悪化する可能性があります（数日悪化してから良くなるでしょう）。けれど熱を下げる薬と抗ウイルス薬を処方

することができます。処方しましょうか？

スペンサー：はい、お願いします。

医師：抗ウイルス薬は2種類あります。吸入薬と錠剤のどちらがよろしいですか？

スペンサー：吸入薬をお願いします。

医師：わかりました（もちろんです）。数日経っても症状が良くならないようでしたら、また診察にいらしてください。どうぞお大事に。

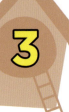

# 3 ロールプレイ③：他科への コンサルトが必要な場合

発熱と腹痛で受診した男性について、外来診察の様子をロールプレイでまとめてみました。他科連携についても触れています。

## 英語診療のポイント

- 症状を確認し、身体診察、検査、他科連携へと進みます。
- 🐣検査や他科依頼の準備を進めつつ、患者さんに状況を説明していきましょう。
- 🐣患者さんの体調をみながら、早めにベッドで休ませるなど臨機応変に対応しましょう。患者さんの不安に配慮した声かけを行いましょう。

♪165

Doctor (Dr.)：Hello, Mr. Reynolds. I'm Dr. Suzuki. Please have/take a seat.
Mr. Reynolds (Mr. R.)：Hello, doctor.
Dr.：According to the information you provided, you have a fever and abdominal pain. Could you tell me more about it?
Mr. R.：Yes, I've had a fever and stomach pain since yesterday, and I've been throwing up a lot and I can't keep anything down.（I don't want to eat anything.）
Dr.：That sounds rough/terrible/awful. Where does your stomach hurt?
Mr. R.：Umm…, it's the right side of my stomach.

 問診票などで事前に情報提供がある場合は、内容を確認しつつ、さらに詳しく症状を聞いていきましょう。

 つらい状況に寄り添いつつ、さらに詳しく症状を確認しています。

Dr. : I see. Have you felt anything similar to this pain before?
Mr. R. : No, this is the first time.
Dr. : Does anyone around you have similar symptoms?
Mr. R. : No, I haven't noticed anything in particular.
Dr. : I see. Okay, now let me examine you. Please open your mouth wide and stick out your tongue. Thank you. I'm going to listen to your chest. Please pull your t-shirt up. Take a deep breath in and exhale…thank you. Now, please lie down on the bed. I'm going to listen to your stomach. Okay, now I'm going to press on your stomach. Please tell me if it hurts.
Mr. R. : Ouch! It hurts there. (when palpating the right lower part of the abdomen.)
Dr. : Which hurts more, when I press on your right side or when I release it?
Mr. R. : When you let go.
Dr. : I see. Thank you. That's it. Based on your symptoms, I worry that this might be appendicitis.
Mr. R. : Appendicitis?! Uh, in that case, will I have to have surgery?
Dr. : Well, we need to run some tests to better understand what is going on and how we can help you. I'll order an abdominal ultrasound and a CT scan with contrast.
Mr. R. : Ok, all right.
Dr. : Just to confirm, have you ever had any surgeries before? Also, do you have any food or medication allergies?
Mr. R. : No, I haven't and no allergies in particular.
Dr. : I understand. Meanwhile, I'll also contact the surgery team to prepare for an operation in case it is determined you need one.
Mr. R. : Yes, thank you.

"I worry that-"は、相手を気遣う表現です。

原因検索や、治療に向けて検査をするときに役立つフレーズです。

患者さんの体調が悪いときは、早めにベッドに移動して身体診察をしながら、詳しく病歴聴取を行うなどの臨機応変な対応も必要です。

他科コンサルトについて、説明しています。

医師：こんにちは、レイノルズさん。担当の鈴木です。どうぞおかけください。

レイノルズ：こんにちは、先生。

医師：いただいた情報（問診票や事前の病歴聴取）によると、発熱と腹痛があるようですね。それについてもう少し詳しく教えていただけますか？

レイノルズ：はい、昨日から熱と腹痛があって、何度も吐いてしまって何も食べられないんです。（何も食べたくないんです）

医師：それはつらそうですね（大変ですね）。お腹のどのあたりが痛いですか？

レイノルズ：うーん、お腹の右側です。

医師：そうですか。以前にも同じような痛みを感じたことはありますか？

レイノルズ：いいえ、初めてです。

医師：周りに同じような症状の方はいますか？

レイノルズ：いいえ、特には。

医師：わかりました。では診察をさせていただきます。口を大きく開けて、舌を出してください。ありがとうございます。胸の音を聞きますので、シャツを上げてください。大きく息を吸って、吐いて………。ありがとうございます。では、ベッドに横になってください。お腹の音を聞きますね。…では、お腹を押しますね。痛かったら教えてください。

レイノルズ：痛い！そこが痛いです。（右下腹部を触診したとき）

医師：この部分を押すときと離すとき、どちらが痛いですか？

レイノルズ：離したときです。

医師：わかりました。ありがとうございます。（診察は）以上です。
症状から判断すると、もしかすると虫垂炎（盲腸）かもしれないですね。（虫垂炎ではないかと心配しています）

レイノルズ：え、虫垂炎ですか!? えっと、その場合は手術が必要ですか？

医師：そうですね、何が起こっているのか、どのようにサポートできるのかをよりよく理解するために、いくつかの検査を行う必要があります（さらなる情報収集と今後の治療方針を立てるために、いくつか検査が必要です）。腹部エコーと造影CT検査をしましょう。

レイノルズ：わかりました。

医師：確認ですが、これまでに手術を受けたことはありますか？また、食べ物や薬のアレルギーはありますか？

レイノルズ：いいえ、手術をしたことはないですし、特にアレルギーもありません。

医師：わかりました。手術が必要と判断された場合に備えて、外科の先生方（外科チーム）にも連絡して準備しておいてもらいますね。

レイノルズ：はい、ありがとうございます。

**3**

ロールプレイ③：他科へのコンサルトが必要な場合

## 豆知識

第3章 で診療の流れに沿ったフレーズ集を掲載しましたが、実際の診療では患者さんの体調をみながら臨機応変に対応する必要があります。他科連携は施設によって方法が異なりますので、自施設の対応に沿ったロールプレイを作成するのもお勧めです（紙面の都合で、身体診察や病歴聴取は一部割愛しています）。

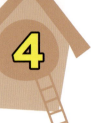

# 4 ロールプレイ④：定期フォロー（治療についての不安に対応する）

　喘息で通院している患者さんの診療の様子をロールプレイでまとめました。喘息の治療として、吸入ステロイド薬と内服薬（抗アレルギー薬）を処方されていましたが、その後も症状があり、薬の副作用について不安も感じている、という状況です。

## 英語診療のポイント

・治療経過を確認し、症状に応じて薬剤を切り替えます。
・🐥前回受診した後の様子を確認しましょう。治療薬を変更するときの声かけを学びましょう。
・🐥患者さんが治療薬について不安を感じると、通院や治療の継続が難しくなる場合があります。不安に寄り添い丁寧に対応しましょう。

166

**Doctor（Dr.）**：Hello, Ms. Brown, how have you been doing since your last visit?

> 再診のため、前回受診後の様子を確認しています。

**Ms. Brown（Ms. B.）**：Hello, doctor. I was feeling fine for a while, but I had an asthma attack last month when I caught a cold, and I couldn't sleep at night for several days.

**Dr.**：Oh, I am sorry to hear that. That must have been tough.
Have you been able to continue your treatment with the inhaled steroids and oral medication I prescribed on your last visit?

> この場合の"I am sorry-"は謝罪ではなく、つらかった状況についての寄り添いの言葉です。

Ms. B.：Yes, but I've been coughing recently when I'm tired or before my period.
Dr.：I understand/I see. Then, let's try switching to a different type of inhaler and see how it works. This inhaler contains a medicine called a bronchodilator, which helps open the airways in your lungs, in addition to inhaled steroids. It may work better for your current symptoms.

薬剤の変更を提案しています。

Ms. B.：Hmm… Are there any side effects with the new inhaler? I'm actually a little worried about continuing inhaled steroids…
Dr.：I understand your concerns. But this inhaler does not contain any more steroids than the one you are currently using. It is safe to use inhaled steroids as long as you gargle after use, so that no medicine stays in your mouth and it is not absorbed in your system.

薬剤の副作用についての患者さんの不安をまずは受けとめます。その後に薬剤についての説明を行っています。

Ms. B.：Oh, that's good to hear.
Dr.：As you know, repeated asthma attacks may affect your work and daily life, so we will adjust your medication according to your symptoms.
Ms. B.：Yes, that's very true. I'm getting busier and busier at work, so I want to stay healthy as best I can.

患者さんの生活背景に寄り添いながら、治療プランを提案しています。

Dr.：Okay, then I'll prescribe the new inhaler. Please continue taking the oral medication as you have been. I'd like to see how you are doing on the new medications. Could you come back in two weeks for a follow-up appointment?
Ms. B.：Yes, of course. /Sure thing.
Dr.：Do you have any other questions or concerns?
Ms. B.：No, not at the moment. Thank you. /No, I'm all set. /No, I'm okay for now.

不安が解消されたかどうか、ほかに気になることがあるかどうかを確認しています。

Dr.：All right. Okay, we're all done. When you are ready, please go and wait in front of the reception desk.

診察が終わったことを伝え、この後の流れについて説明しています。

Ms. B.：Yes, thank you. /Sure thing. /Yes, of course.
Dr.：Please take care.

最後のあいさつも忘れずにしましょう。

医師：こんにちは、ブラウンさん。調子はどうですか？（前回の診察からいかがお過ごしですか。）

ブラウン：こんにちは、先生。しばらくは調子が良かったのですが、先月風邪をひいたときに喘息発作を起こしてしまい、数日間夜も眠れませんでした。

医師：それは大変でしたね。前回の診察で処方した吸入ステロイドと内服薬の治療は続けられていますか？

ブラウン：はい、でも最近は疲れているときや生理前になると咳が出ます。

医師：わかりました（なるほど）。では、別のタイプの吸入器に切り替えて、効果を確認してみましょう。こちらの吸入器には、吸入ステロイドに加えて、肺の気道を広げる気管支拡張薬という薬が含まれています。今の症状には、こちらのほうが効くかもしれません。

ブラウン：うーん … 新しい吸入器に副作用はありますか？実は吸入ステロイド薬を続けるのが少し心配なんです…

医師：ご心配はわかります。でもこの吸入器には今使っているものより多くのステロイドは含まれていません。吸入後にうがいをして口の中に薬が残らないようにして、体内に吸収されないようにすれば安全に使用できますよ。

ブラウン：ああ、それならいいですね。

医師：ご存知のように、喘息発作を繰り返すと仕事や日常生活に影響が出ることがありますので、症状に合わせて薬を調整していきますね。

ブラウン：そうですね。仕事がどんどん忙しくなってきているので、できるだけ体調を整えたいです（健康でいたいです）。

医師：では、新しい吸入器を処方しますね。内服薬は今まで通り続けてください。新しい薬が効いているかを確認したいので、2週間後に再診してもらえますか？

ブラウン：はい、もちろんです。

医師：他にご質問や何か気になること（ご心配なこと）はありますか？

ブラウン：いいえ、今のところはありません。ありがとうございます。／いいえ、もう大丈夫です。／今のところは大丈夫です。

医師：わかりました。ではすべて終わりましたので、準備ができましたら受付の前でお待ちください。

ブラウン：はい、ありがとうございます。／ええ、もちろんです。

医師：どうぞお大事に。

## 豆知識

　不安を感じる患者さんに対しては、気持ちを受け止めつつ、治療に必要な説明を行うことが大切です。治療薬を変更するときは、効果や副作用について説明したうえで、患者さんの QOL 向上につながることなどを丁寧に伝えましょう。

　紙面の都合で割愛しましたが、吸入手技の見直しなど、有効に治療が行えているかを再確認することも必要です。病状説明のパンフレットや吸入手技の英語表記の資料などを準備しておくと便利です 参考資料参照 。病状によっては他疾患の鑑別を行う場合もあります。

　このロールプレイは他の疾患にも役立ちますので、さまざまな疾患に置き換えて実践練習をしてみましょう。

# ロールプレイ⑤：緊急時対応

　救急外来（または病院受付）にぐったりした子どもを抱えた母親が駆け込んで来ました。このような緊迫した場面の対応について、ロールプレイでまとめました。

　救急対応では、速やかに患者情報（名前や年齢、基礎疾患など含む）を収集し、病状に応じて迅速に治療を行います。緊急性が高い場合は処置を優先し、状態が安定した後に詳しい病歴聴取を行うなど、柔軟な対応が必要です。

## 英語診療のポイント

- 🐥 速やかに病状を確認し、簡潔に情報収集し、治療を行います。子どもの患者（患児）の場合は、薬用量を決めるために年齢、体重を必ず確認しましょう。
- 🐧 ご家族は子どもの急変に驚き慌てていることも多いです。状況を確認しつつ、ご家族の不安や気持ちに寄り添いの言葉をかけましょう。処置を行うときは子どもへの声かけも行っていきましょう。

♪167

Patient's Mother (P.M.): Somebody! Please, help my son!
Nurse (Ns.): What's going on?
P.M.: My son has been throwing up nonstop, and he looks so pale!
Ns.: OK, I'm going to take a look at him. Please bring him over to the bed.
P.M.: Yes.

緊急時なので、What's wrong? / What's the matter? でもOKです。with you はつけないように気を付けましょう！

母親がとても慌てていますので、声かけをしながら、処置ベッドに誘導しています。

Doctor（Dr.）: Hello, I'm Dr. Suzuki. I'll be taking care of your child. Please tell me your son's name and age, and what happened.
P.M.: His name is Trevor, Trevor Brown. He's 3 years old. He has a wheat allergy, and he accidentally ate some cookies! After that, he immediately started coughing and throwing up again and again, and then he collapsed! Is he going to be okay!?
Dr.: That sounds very serious/frightening/scary. Let me take a look.
He is conscious but a little out of it. He is wheezing, has hives, and looks pale.
It seems like he has anaphylaxis. I'm going to give him a shot of epinephrine right now. Can you tell me his weight so that I can get his medication ready? Also, does he have any medication allergies or medical conditions?
P.M.: No, he doesn't have any other allergies or medical issues, and he weighs 33 pounds（約15 kg）.
Dr.: All right. I'm now going to give him a shot in his leg.
[To the patient：] Now, Trevor, I'm going to give you a shot in your leg to make you feel better. It may hurt a bit. …Okay, that's it. Well done!
[To the mother：] The shot should kick in within a few minutes. I'm now starting him on an IV and nebulizer medications.
P.M.: Thank goodness! Ah, he looks better already!
Dr.: I am glad that he is responding to the treatment. Let's continue the IV treatment for a few hours and watch him closely here.
P.M.: Thank you so much! I'm so relieved. I am always careful not to let him eat wheat products, but today, he accidentally ate what his brother was eating…. It was really scary.

担当医師は名乗ったうえで、簡潔に患児の情報を聞き取っています。

母親への寄り添いの言葉をかけながら診察を始めています。

緊急対応が必要なため、情報を確認しながら速やかに治療の準備をしています。

緊急時対応のひとつとして「ポンド」の換算表を準備しておくとよいでしょう 参考資料参照。

子どもへの声かけとねぎらいも大切です。

Dr.：That must have been terrifying. Anaphylaxis can be life-threatening, so I will prescribe him an EpiPen®, which is an emergency epinephrine injection that you can use by yourself in situations like this in the future.
P.M.：That would be great. Thank you so much!

母親の気持ちに寄り添いながら、治療や今後の方針について説明しています。

母親：すみません！誰か！（誰か助けてください！）
看護師：どうしましたか？
母親：息子が吐き続けていて、顔色が悪いんです！
看護師：わかりました。診察しますので、ベッドに連れてきてください。
母親：はい。
医師：こんにちは、医師の鈴木です。お子さんを担当しますね。
お子さんの名前と年齢を教えてもらえますか？何があったかも教えてください。
母親：名前はトレバー、トレバー・ブラウンです。3歳です。息子は小麦アレルギーがあるのですが、誤ってクッキーを食べてしまいました！その後すぐに咳こんで、何度も吐いて、倒れてしまいました。大丈夫でしょうか？
医師：それは心配ですね（深刻ですね）。ちょっと見てみましょう。
意識はありますが、少しぼーっとした感じですね。ぜいぜいしてじんましんもありますね。顔色もよくないようです。アナフィラキシーの状態だと思います（アナフィラキシーを起こしているようです）。今すぐエピネフリンを注射しますね。薬を準備しますので、お子さんの体重を教えてもらえますか？それと、薬のアレルギーや持病はありますか？
母親：いいえ、他にアレルギーや持病はないです。体重は33ポンド（約15kg）です。

医師：わかりました。では脚（太もも thigh でも
OK）に注射をしますね。
[ 患児への声かけ ] トレバー君、早く良くなるよう
に脚に注射をするね。ちょっと痛いよ。…はい、
終わり。よく頑張りました！（よくできました！）
[ 母親への声かけ ] この注射は数分以内に効いて
くるはずです。これから点滴と吸入も始めますね。
母親：よかった！…ああ、もう良くなってきてい
るようですね。
医師：治療が効いているようで（反応してくれて）
良かったです。数時間は点滴を続けて様子を見ま
すね。
母親：本当にありがとうございます。安心しまし
た。子どもには小麦製品を食べさせないようにい
つも気をつけているのですが、今日は兄弟が食べ
ていたお菓子を間違って食べてしまって…。本当
に怖い思いをしました。
医師：それは怖かったでしょうね。アナフィラキ
シーは命にかかわることもあるので、今後このよ
うな緊急時に使える「エピペン®」という自己注
射を処方しますね。（あなた〈母親〉が患児に打
つことができる緊急時の注射薬です）
母親：それはいいですね（それは助かります）。
ありがとうございます！

**5**

ロールプレイ⑤：緊急時対応

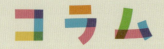

## 赤ちゃんや小さいお子さんの診療のときに役立つ英会話

### 小児科診療のコツ

　外国人のお子さんに話しかけるときは、緊張をほぐすためにもわかりやすい言葉で声かけするようにしましょう。

　診察や治療、処置のときなどは「よくできました！」という意味の"Good boy! /Good girl! /Well done! /Good job!"などがお勧めです。

　小児科スタッフは、普段子どもたちに「Tシャツかっこいいね」「そのリボンかわいいね」といった声かけをしますが、英語でも"I like your shirt."など"I like your ○○."の表現が使えます。どんどん褒めていきましょう。

### 翻訳ツールが小児科診療で使いづらいのはなぜ？

　小児科以外に、介助が必要な方の診療でも起こりやすいのですが、翻訳ツールに日本語を入力すると、うまく変換されないことが多いです。これは、日本語の会話では主語を省略しがちなことも影響しています。

　大人の患者さんの診察をするとき、Google翻訳などの翻訳ツールに「熱はありますか？」と日本語で入力すると、「Do you have a fever?（あなた〈患者さん〉は熱がありますか？）」と正確に翻訳されます。けれど、小さなお子さんの診察のときに「熱はありますか？」と両親に確認しようとすると、翻訳ツールには当然ながら「Do you have a fever?（あなた〈両親〉は熱がありますか？）」と表示されてしまいます。

　子どもの診察で翻訳ツールを上手に使うためには、主語をつけて丁寧な日本語で入力すると翻訳がスムーズになります。

やや不自然な会話に聞こえますが、「彼（彼女／お子さん）は熱があります
か？」と日本語で入力すると、"Does he (she/your child) have a fever?" と伝わ
りやすい英語に翻訳されます。

治療の説明などを英語に翻訳する際も、「手術が必要です」と「あなたは手
術が必要です」と入力したときでは翻訳が異なる場合があります。主語がある
日本語のほうが、変換したときに伝わりやすいこともあります。ぜひいろいろ
試してみてください。

## 小児科診療で役立つ英語表現

### ●患児（お子さん）の名前の確認

お子さんが小さいときは、付き添いの方に "What should I call your son/
daughter?"（お子さん〈息子さん／娘さん〉のことはなんとお呼びすればよい
でしょうか）と尋ねるとよいでしょう。英語の名前は読み慣れないことも多い
ですし、ミドルネームがある場合もあるので、最初に確認し、呼び名をカルテ
に記載しておくのがお勧めです。診察中は名前で声かけしましょう。

### ●病歴聴取に役立つ表現：出産時の様子の確認

・How many weeks of pregnancy was your child born at?
　お子さんは妊娠何週目に生まれましたか？
・What was your child's birth weight?
　出生時の体重は？
・Was it a vaginal birth？ Or was it a C-section?
　経腟分娩でしたか？ それとも帝王切開でしたか？

### ●予防接種の確認

・What vaccinations/vaccines has your child had so far?
　お子さんはこれまでに何の／どんな予防接種を受けましたか？
・Is he/she getting vaccines on schedule?
　予防接種は予定通り受けていますか？
・Has he/she had a flu shot?
　インフルエンザの予防接種を受けましたか？

- Is he/she up-to-date on his/her vaccines?
- Is your child overdue for any vaccinations?

「予防接種はスケジュール通りに進んでいますか？/スケジュールを超えたもの（接種可能だけど受けていないもの）はありますか？」などとたずねるフレーズになります 第3章-5〈p87〉（予防接種歴を確認する）参照 。

● **栄養の確認**
- Is your child breastfed, formula fed/bottle-fed or mixed fed?

お子さんは母乳栄養ですか？粉ミルク（人工栄養）ですか？それとも混合栄養ですか？
- How much do you breastfeed and/or formula feed?

母乳や粉ミルクをどのくらい与えていますか？
- Do you have any concerns about lactating?

授乳について何か心配なことはありますか？
- Have you started giving your child baby food/solid food?

離乳食を与え始めましたか？/ 離乳食を始めましたか？

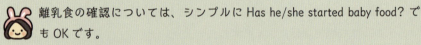離乳食の確認については、シンプルに Has he/she started baby food? でも OK です。

● **健診などで発達が順調なことを伝えるとき**
- His/her development and growth are appropriate for his/her age.

お子さんの発育や成長は年齢相応です。
- He/she is doing/growing well.

お子さんは順調に成長しています。

## 豆知識

【栄養に関する英単語】
- 母乳栄養　breastfeeding
- 人工栄養　formula feeding/bottle-feeding
- 授乳　lactation
- 離乳食　baby food/ solid food

ちなみにおむつは、アメリカでは"diaper"が使われます。

【液量を表す単位】
　ミルクの量などを表すとき、アメリカでは「オンス（ounce：oz）」が用いられます。1オンス＝約30 mLで換算できます。

### 赤ちゃんが生まれたときのお母さんへの声かけ

Congratulations! You have a healthy baby boy/girl!
Congratulations! You're a mom to a healthy baby boy/girl!

「おめでとうございます！元気な男の子/女の子ですよ！」という表現です。素敵な言葉ですね。

# 参考資料

## 診療英会話に役立つ資料

⭐**外国人向け多言語説明資料**（厚生労働省）
https://www.mhlw.go.jp/stf/seisakunitsuite/bunya/kenkou_iryou/iryou/kokusai/setsumei-ml.html
多言語で、各診療科の問診表などが掲載されています。

⭐**多言語医療問診票**（NPO法人国際交流ハーティ港南台／公益財団法人かながわ国際交流財団）
https://kifjp.org/medical/

⭐**医療英語ブログ**（めどはぶ）
https://ncjglobal.net/medhub/weblog/
医療英語学習オンラインプログラム（Medical English Hub）めどはぶで、医療英語ブログが無料公開されています。

⭐『Bates' Pocket Guide to Physical Examination and History Taking』
洋書ですが、コンパクトなサイズで診療に関する英語がカラーでわかりやすくまとめられています。医療英語の最初の一冊としてお勧めです。

⭐**世界の医療事情**（外務省）
https://www.mofa.go.jp/mofaj/toko/medi/index.html

⭐**医療機関向け情報**（経済産業省）
https://www.meti.go.jp/policy/mono_info_service/healthcare/iryou/inbound/hospital/index.html

⭐**外国語版「予防接種と子どもの健康 2024年度版」**（公益財団法人予防接種リサーチセンター）
https://www.yoboseshu-rc.com/pages/8/

⭐**多言語版 予防接種スケジュール**（NPO法人 VPDを知って、子どもを守ろうの会）
https://www.know-vpd.jp/feature/vc_schedule_multilingual.html

⭐**英文診断書・紹介状**（日本小児アレルギー学会）
https://www.jspaci.jp/downloads/certificate/

## 単位換算

### ☆ポンド換算

　アメリカの質量の単位はポンドです。緊急時は患者さん（小さいお子さんの場合は付き添い家族など）が申告する体重をもとに治療を行う場合があります 第6章-5参照 。

　ポンドは以下のように換算できます。

1 ポンド（1lb）≒ 0.4536 kg

10 kg ≒ 22 ポンド

15 kg ≒ 33 ポンド

20 kg ≒ 44 ポンド

30 kg ≒ 66 ポンド

40 kg ≒ 88 ポンド

50 kg ≒ 110 ポンド

60 kg ≒ 132 ポンド

70 kg ≒ 154 ポンド

80 kg ≒ 176 ポンド

### ☆オンス換算

　アメリカの液量の単位はオンスです コラム〈p192〉（赤ちゃんや小さいお子さんの診療〜）参照 。

1 オンス（ounce: oz）≒ 30mL

# プロフィール

## 佐藤優子

**経歴** 弘前大学医学部卒業。自治医科大学小児科でアレルギー専門医として勤務した後、2016年に沖縄に移住。大好きな海の近くでのんびり過ごすはずが、外来診療や外国人患者さんの対応に追われる日々。英語診療は苦手で外国人患者さんを前にすると緊張してしまい、あいさつもできない状況だったため、2022年に医療英語学習オンラインプログラム『めどはぶ』に参加。その学習経験を活かして外来診療をする中で、医療スタッフの英語診療の悩みや現場の苦労を知り、英語が苦手な医療スタッフ向けに「医療現場で生かせる実践的な診療英会話」の講習等を行っている。

**好きなこと、休日の楽しみ** 旅行、シュノーケル、乗馬、三線、読書、ヨガとピラティス、海辺の散歩、食べて飲むこと、たっぷり寝ること。

**好きな海外映画・ドラマ** 「プラダを着た悪魔」「グレイテストショーマン」「バグダットカフェ」「リバーランズスルーイット」など、少し前の洋画が好きです。

## 海渡寛記

**経歴** 中央大学経済学部卒業。アイワ株式会社（現ソニー）に入社し、全世界に向けた商品の企画を担当。2002年ビジネスパーソン向けのマンツーマン英会話スクール「ワンナップ英会話」を立ち上げ、新宿・品川・銀座・恵比寿・横浜に5校を運営。企業における英語研修にも多数登壇。2021年より米国老年医学・内科専門医の山田悠史先生と「Medical English Hub（めどはぶ）」を立ち上げ、医療英語学習プログラムの提供を開始。主な著書に『英会話のための英作文トレーニング448』『場面別・職種別ビジネス英語フレーズ3200』（クロスメディア・ランゲージ）など。

**好きなこと、休日の楽しみ** 子どもと遊ぶこと、料理、お酒、読書、お笑い、映画、演劇。

**好きな海外映画・ドラマ** 「クラッシュ」「アンタッチャブル」「ユージュアルサスペクツ」などが好きです。

## 原田 洸

経歴　2016年に岡山大学医学部を卒業。同大学病院にて初期臨床および内科専攻医研修を修了。2020年に医学博士号を取得。岡山大学病院 総合内科・総合診療科助教を経て、2021年に渡米しニューヨークで内科レジデントとして勤務し、2024年7月よりマウントサイナイ医科大学病院 老年医学科でフェローとして勤務。経済メディア「Newspicks」のプロピッカーなどを務める。SNSで、臨床現場で役立つアプリや学会発表・論文執筆で役立つツールを紹介している。

好きなこと、休日の楽しみ　家族で旅行するのが好きで、日本への一時帰国も含めて年に2〜3回は旅行しています。アメリカに来てからは、カリブ海などへクルーズ旅行に行っています。

好きな動画配信　野球のメジャーリーグやサッカーのプレミアリーグの配信を見るのが好きです。

## 高橋卓人

経歴　日本生まれ日本育ち。幼少期の英語学習は公立学校の英語授業のみ。山梨大学医学部在学中に米国医師国家試験に合格。10年前に小児科医として渡米後、臨床医としての研修の傍ら、研究にも従事し、米国で薬学の博士号も取得。現在はハーバード大学医学部附属 ボストン小児病院・ダナファーバー癌研究所 小児癌診療部で助教授として勤務。

好きなこと、休日の楽しみ　子どもたちと遊ぶこと。今のブームは自転車。6歳の娘は最近自転車に乗れるようになり、それを見た2歳の息子も練習を始めました。

好きな海外映画・ドラマ　昔から好きなのは「フレンズ」。最近は八村 塁選手の所属するLAレイカーズの試合実況を聴いたり、試合後の振り返りをYouTubeで見たりしています。

---

**医療英語学習オンラインプログラム『めどはぶ』（Medical English Hub)**
　海外で診療をしている日本人医師やネイティブの英語講師から診療英語を学べる3ヵ月間のオンライン講座です。全国から医師や看護師、医学生らが参加しています。診療英会話や診療ロールプレイ、英語でのプレゼンテーションなどを実践的に学ぶことができるので、ぜひ受講ください！
https://ncjglobal.net/medhub/

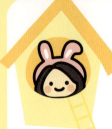

# あとがき

　本書を手に取ってくださって、ありがとうございます。

　本書は、「留学経験や海外診療経験がなくても」「英語が苦手でも」「翻訳ツールを使用しながらでも」、国内の医療機関で英語診療をする方のサポートができるような本が作りたい、という思いで作成しました。

　近年では、海外留学経験のある医師やネイティブの方々が執筆された優秀な医療フレーズの本が数多く出版されています。けれど、英語が苦手な人の気持ちが痛いほどわかる、英語がまだまだ苦手な医師が執筆するということに、意義があるのではと考えました。

　「まず、なんてあいさつすればいいの」「翻訳ツールを使っても失礼ではないの？」「英語が聞き取れない、伝わらない…」という悩みに一つひとつ回答し、「かゆいところに手が届く」内容を目指しました。多くの医療スタッフが診療英会話を習得することで、外国人患者さんが安心して受診できるような環境が整っていくことを願っています。

　今後AIの発達とともに、英語診療や通訳、翻訳を取り巻く環境は、今とは異なるものになっていくかもしれません。精度の高い翻訳ツールができれば、英語を一切話さなくても英語診療ができるようになる可能性もあります。けれど、人と人とが対話することで、安心感や信頼感が生まれるという医療の本質は、残るのではないかと思います。

　本書につきましては、2024年2月に執筆を思いたち、出版企画書を作成して出版社に持ち込み、5月から執筆を始めて約半年で書き上げました。診療業務と並行して執筆作業をするのはとてもハードでしたが、多くの方々のご協力やサポートを賜り、なんとか完成まで漕ぎつけました。

☆常に伴走し勇気づけてくださった（飲み仲間でもある）メディカ出版の渡邊亜希子さん

☆素敵なイラストを描いてくださったイラストレーターの植月えみりさん

☆英会話講師との橋渡しや、コラム執筆、音声録音など多方面にわたりサポートしてくださった「ワンナップ英会話」代表の海渡寛記さん

☆海外医師との橋渡しをしてくださった「めどはぶ」代表のマウントサイナイ大学病院老年医学・内科専門医の山田悠史先生

☆コラムを執筆してくださった原田洸先生、ロールプレイの英文チェックをしてくださった高橋卓人先生

☆英語チェックをしてくださった佐藤一穂さん、自治医科大学小児科学講座准教授の田村大輔先生

☆英語の音声収録や英文作成、アンケート集計などにご協力いただいたワンナップ英会話の横田微美さん、英会話講師の Michael D.N. Hill 先生、Lauren Keys 先生、David Goodall 先生、Connie Hayashi 先生、Dean Berry 先生

☆アンケートに協力してくださった沖縄小児アレルギー研究会（OPAG）の皆さま、クリニック外来スタッフの皆さま

☆執筆作業を見守り、応援してくれた方々

出版に携わってくださったすべての方々に、この場を借りて深謝申し上げます。

診療英会話の勉強を始めてから、多くの気づきや学びがありました。本格的に勉強を始めてまだ数年で"英語がペラペラ"とはいえませんが、まさか英語の本を執筆することになるとは思ってもみませんでした。これから診療英会話を始める方々におかれましても、数年後には予想もしない状況が待っているかもしれません。皆さまの「最初の一歩」の後押しになれば幸いです。

よろしければ下記のアドレスまで本書のご感想や体験談をぜひお寄せください！

tamago-hiyoko-eikaiwa@medica.co.jp

本書の売り上げに応じて、著者の印税の一部を『ドナルド・マクドナルド・ハウス』に寄付します。

『ドナルド・マクドナルド・ハウス』
　子どもの治療に付き添うご家族のための滞在施設で、公益財団法人ドナルド・マクドナルド・ハウス・チャリティーズ・ジャパン（https://www.dmhcj.or.jp/）が運営を行っています。現在、全国に 12 箇所のハウスがあり、著者が勤務した自治医科大学にも併設されています。長期入院や、遠方から手術のために入院されるお子さんたちのご家族が滞在しています。寄付や募金などのサポート制度がありますので、ぜひ HP をご覧ください。

# 索 引

## あ

脚……………………………… 51,80,111
足……………………………… 51,79,111
趾……………………………………… 51
頭……………………………… 51,98,102
アトピー性皮膚炎 ………………… 48,162
アナフィラキシー ……… 38,48,111,117,190
アレルギー ……… 38,45,48,54,86,103,128
　183,190
アレルギー性結膜炎 ………………… 48
アレルギー性鼻炎 …………………… 48

## い

胃潰瘍 ………………………………… 47
医学生………………………………… 44
医師 ………………………………… 44,66
意識消失 ……………………………… 50
胃腸炎 ………………………………… 47
胃痛…………………………………… 50
一般外科 ……………………………… 45
医療費 …………………………… 45,131
咽頭炎 ………………………………… 46
インフルエンザ …… 46,49,101,104,126,178

## う

ウイルス感染症 ……………………… 46
ウイルス検査 …………………… 52,103
受付 ………… 45,62,63,123,125,130,187
うつ病………………………………… 47
腕 ……………………………… 51,110,126

## お

嘔吐 ……………………… 50,73,78,162

お尻……………………………………… 51
お腹 …………… 51,78,94,97,128,143,182
おへそ…………………………………… 51

## か

会計 …………………………… 45,130,131
外用薬………………………………… 53
肩の痛み ……………………………… 50
花粉症 …………………………… 48,75
かゆみ…………………… 50,76,81,82,93,113
肝炎 …………………………………… 47
眼科…………………………………… 45,48
間欠痛 ………………………………… 55
看護師 …………………………… 44,125
関節炎 ………………………………… 48
関節の痛み …………………………… 50
肝臓がん ……………………………… 48
浣腸 …………………………… 52,110
感冒…………………………… 46,104,153

## き

気管支炎 ……………………………… 46
ギプス ………………………… 52,111
救急 …………………………… 45,188
吸入器 ……………… 53,110,115,116,186
狭心症 ………………………………… 47
胸痛 …………………………… 50,70
筋肉 …………………………… 52,110

## く

口 …………………………… 43,51,95,96
首 …………………………… 51,75,79,96,127

203

## け

経口避妊薬 …………………………… 53
経口薬 ………………………………… 53
形成外科 ……………………………… 45
けいれん ………………………… 50,75,78
血液検査 ……………52,64,101,103,126
血液内科 ……………………………… 45
血便 …………………………………… 50
下痢 ……………………………… 50,78
研修医 ………………………………… 44
倦怠感 …………………………… 50,117

## こ

抗菌薬 ………………… 52,54,110,116
高血圧 ………………………………… 47
抗原検査 ……………………………… 52
高脂血症 ……………………………… 47
呼吸器外科 …………………………… 45
呼吸器内科 …………………………… 45
呼吸困難 ………………………… 50,73,76
腰 ……………………………………… 51
骨折 …………………………………… 48
骨粗しょう症 ………………………… 48

## さ

細菌感染 ………………………… 46,103
細菌検査 ………………………… 52,103
坐薬 …………………………………… 53
産科 …………………………………… 45
散剤 …………………………………… 53
酸素療法 ……………………………… 52
産婦人科 ……………………………… 80

## し

歯科医 ………………………………… 44
子宮頸がん …………………………… 48
自己注射 ………………………… 53,117,191

## し

しこり ………………… 50,75,77,79,96
持続痛 ………………………………… 55
歯痛 …………………………………… 50
耳痛 …………………………………… 50
自動受付機 …………………………… 45
自動支払機 ……………………… 45,130,131
耳鼻咽喉科 …………………………… 45
しびれ …………………………… 50,79,80
脂肪肝 ………………………………… 47
集中治療部 …………………………… 45
十二指腸潰瘍 ………………………… 47
手術 …………… 52,85,105,106,183
腫瘍 ……………………………… 48,105
腫瘍科 ………………………………… 45
循環器 …………………………… 45,47
消化器 …………………………… 45,47
錠剤 ……………………………… 53,115,179
小児科 ………… 45,46,66,67,69,192
上部内視鏡検査 ………………… 52,102
食後 ……………………………… 53,77,113
食前 ……………………………… 43,53,113
食物アレルギー ………………… 48,54
食欲不振 ……………………………… 50
食間 ……………………………… 53,113
処方箋 …………………… 53,112,123,131
腎炎 …………………………………… 47
心筋梗塞 ……………………………… 47
神経内科 ……………………………… 45
診察券 ……………………… 42,45,63,131
心臓カテーテル検査 ……………………… 52
心臓外科 ……………………………… 45
腎臓内科 ……………………………… 45
心電図検査 ……………………… 52,102
心不全 ………………………………… 47
じんましん …………… 48,82,110,116,190

## す

膵炎 …………………………………… 47

膵臓がん ……………………… 48
髄膜炎 ……………………… 47
睡眠障害 …………………… 50
水様便 ……………………… 50
頭痛 …………………… 50,74,176

## せ

整形外科 ………………… 45,48,80,99
精神科 ……………………… 45
咳……… 40,50,69,73,76,77,94,110,174
　178,186,190
背中………………………… 50,51,80,96,178
喘息…………… 40,42,48,49,77,85,115,153
　161,162,184
喘鳴 ……………………… 50
前立腺がん………………… 48

## そ

造影 CT 検査……………… 52,102,183
総合診療科 ………………… 45
鼠径部 …………………… 51,97

## た

退院 ……………………… 52
体重 … 50,79,83,93,107,188,190,193,197
大腸がん ………………… 48
大腸内視鏡検査 ………… 52,102
脱水症 ……………………… 47
胆石 ……………………… 47

## ち

中耳炎…………………… 48
注射 ………… 52,109,110,111,117,190,191
虫垂炎 …………… 47,105,162,182
超音波検査 ………… 52,101,102,128
貼付薬………………………… 53,117
痛風 ……………………… 47

## て

手……………………… 51,79,98,111,126
てんかん …………………… 47
てんかん発作 ……………… 50,75,78
点眼薬 ……………………… 53
点耳薬 ……………………… 53
点滴……………… 52,110,111,191
点鼻薬 ……………………… 53,116

## と

トイレ ……………………… 45,81
糖尿病 ………… 47,49,100,101,103,105

## な

内科 ……………………… 45,46,47,79
内視鏡手術 ………………… 52
内分泌内科 ………………… 45
軟膏……………… 53,113,116,117
難聴 ……………………… 50

## に

入院 …………… 42,52,85,106,108
尿検査……………… 52,101,127
尿路感染症 ………………… 47
尿路結石 ……………………… 47
認知症 ……………………… 47

## ね

ネフローゼ症候群………………… 47

## の

脳梗塞 ……………………… 47
脳出血……………………… 47
脳神経外科 ………………… 45
喉……………… 51,75,79,95,101,127,178

## は

肺炎 …………………………… 46
売店 …………………………… 45
吐き気 ………………… 50,73,78,126
白内障 ………………………… 48
白血病 ………………… 48,105,149
発熱 …………………………… 50
鼻 ……………… 51,75,101,110,127
鼻づまり ……………………… 50,75
鼻水 …………………………… 50,75
腫れ ……………… 50,75,79,80,93

## ひ

皮下注射 ……………………… 52,110
肘 ……………………………… 51
泌尿器 ………………………… 45,47,81
皮膚 …………………… 45,79,82,128
病院職員 ……………………… 44
病名 …………………………… 46
貧血 …………………………… 47,103

## ふ

不安 ………………… 50,149,165,184
副鼻腔炎 ……………………… 48
浮腫 …………………………… 50
婦人科 ………………………… 45
不整脈 ………………………… 47,50,77

## へ

便検査 ………………………… 52,101
片頭痛 ………………………… 47
便秘 ……………… 47,78,110,162

## ほ

縫合 …………………………… 52,110
放射線科 ……………………… 45
放射線技師 …………………… 44

## 保険証 …………………………… 45,63
歩行障害 ……………………… 50
発疹 ………………… 50,81,82,116

## ま

マイコプラズマ肺炎 …………… 46
麻痺 …………………………… 50

## み

見えにくい …………………… 50
耳 …………………………… 51,75,129
耳鳴り ………………………… 50

## む

虫歯 …………………………… 48
胸 ……… 51,71,74,76,77,96,101,127,178
胸やけ ………………………… 50

## め

目 ……………… 50,51,76,98,110,116,129
めまい ……………… 50,51,75,78,126

## や

薬剤師 ………………………… 44

## ゆ

指 …………………… 51,98,129,148,151

## よ

溶連菌感染症 ………………… 46

## り

リウマチ ……………………… 48
理学療法士 …………………… 44
緑内障 ………………………… 48
臨床検査技師 ………………… 44

206

# 🎵 リスニング音声の再生方法

本書のQRコード（音声）のついている項目は、WEBページにてリスニング音声を聴くことができます。以下の手順でアクセスしてください。

### ■メディカID（旧メディカパスポート）未登録の場合

メディカ出版コンテンツサービスサイト「ログイン」ページにアクセスし、「初めての方」から会員登録（無料）を行った後、下記の手順にお進みください。

## https://database.medica.co.jp/login/

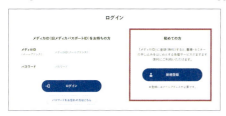

### ■メディカID（旧メディカパスポート）ご登録済の場合

①メディカ出版コンテンツサービスサイト「マイページ」にアクセスし、メディカIDでログイン後、下記のロック解除キーを入力し「送信」ボタンを押してください。

## https://database.medica.co.jp/mypage/

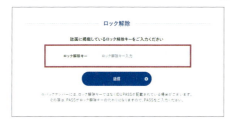

②送信すると、「ロックが解除されました」と表示が出ます。「動画」ボタンを押して、一覧表示へ移動してください。
③視聴したい動画のサムネイルを押して動画を再生してください。

## ロック解除キー　　tamahiyo123niwatori

＊WEBページのロック解除キーは本書発行日（最新のもの）より3年間有効です。有効期間終了後、本サービスは読者に通知なく休止もしくは終了する場合があります。
＊ロック解除キーおよびメディカID・パスワードの、第三者への譲渡、売買、承継、貸与、開示、漏洩にはご注意ください。
＊図書館での貸し出しの場合、閲覧に要するメディカID登録は、利用者個人が行ってください（貸し出し者による取得・配布は不可）。
＊PC（Windows / Macintosh）、スマートフォン・タブレット端末（iOS / Android）で閲覧いただけます。推奨環境の詳細につきましては、メディカ出版コンテンツサービスサイト「よくあるご質問」ページをご参照ください。

外国人患者さんウエルカム！な
医療者になるための
外来診療英会話テキスト
ーネイティブ語学講師の音声付き！

2025年4月1日発行　第1版第1刷

著　者　佐藤 優子

協　力　めどはぶ（Medical English Hub）

発行者　長谷川 翔

発行所　株式会社メディカ出版
　　　　〒532-8588
　　　　大阪市淀川区宮原3-4-30
　　　　ニッセイ新大阪ビル16F
　　　　https://www.medica.co.jp/

編集担当　渡邊亜希子
装　　幀　市川 竜
イラスト　植月えみり
組　　版　株式会社明昌堂
印刷・製本　株式会社シナノ パブリッシング プレス

Ⓒ Yuko SATO, 2025

本書の複製権・翻訳権・翻案権・上映権・譲渡権・公衆送信権
（送信可能化権を含む）は、（株）メディカ出版が保有します。

ISBN978-4-8404-8801-3　　Printed and bound in Japan

当社出版物に関する各種お問い合わせ先（受付時間：平日9：00～17：00）
●編集内容については、編集局 06-6398-5048
●ご注文・不良品（乱丁・落丁）については、お客様センター 0120-276-115